70%的人都有自律神經失調

經典暢銷版

自律神經不自律，
就是生活失控的開始！

原田賢／著
黃瓊仙／譯

身為現代人的你，
如果總覺得「不舒服」，
說不定是**自律神經失調**
在作祟！

為了讓自己能夠活力充沛地生活，
調整自律神經的方法是必學技巧！

撰寫本書的目的是為了每天認真生活的忙碌現代人，
希望透過運動、修正日常習慣來改善身心的不適。

「老是睡不著……」
「總覺得胃不舒服……」
「不曉得為什麼常覺得胸悶……」

告別這樣的生活，
從明天開始又能神采奕奕在人生戰場奮鬥了！

推薦序

中醫師、正元中醫診所院長 **陳建銘**

面對自律神經失調，認識它，就是改善失調、預防復發的關鍵

自律神經失調，是很多人常聽過，卻不太清楚意思的名詞。像是心悸、胸悶、頭暈、腸胃不適、睡不好、耳鳴……這些看似零散的症狀，往往與自律神經失調有關。

但是，這類症狀不像糖尿病或高血壓那樣有明確的檢查指標，許多人身體經常不舒服，到醫院檢查卻是數值正常，各種失調症狀反覆起伏，讓人困惑不已。有些人甚至懷疑：「我是真的生病嗎？還是只是太敏感？」

在日常門診中，我接觸過許多自律神經失調患者。症狀表現非常多樣，除了前面提到的心悸、胸悶等症狀，還有腦鳴、慢性疲勞、感覺不真實、對聲音敏感、害怕獨處、莫名恐慌……可謂變化多端。這些症狀雖然不同，本質上都與自律神經的調節失常有關，既然是自律神經系統的運作出了問

題，那麼，面對它、認識它，就是改善失調、預防復發的關鍵。

如果你懷疑自己有自律神經失調，或者正在努力尋找改善方法，那麼這本《70%的人都有自律神經失調?!》會是非常實用的一本書。本書由日本自律神經調理師原田賢所著，透過「姿勢、運動、飲食、睡眠、思考」五大生活面向，教你用簡單方式穩定身體節奏。

書中列出常見症狀，並搭配插圖與實作方法，從站立姿勢、伸展操、走路姿勢、喝水、飲食重點、休息安排、日照、就寢前的一小時，到觀察並調整思考習慣，文字說明簡單清楚，看完以後就能夠跟著做，沒有艱深理論，也不用昂貴工具，就能開始調整體質，改善生活品質。

這本書自二〇一九年出版以來廣受歡迎，如今重新出版，更證明了它對失調患者的實用價值。它不只是一本說明書，更像是一位生活調理教練，幫助你認識身體訊號、走出反覆失調的惡性循環。我誠摯推薦這本書，給所有正在經歷自律神經困擾的朋友們。

推薦序

精準預防醫學學會理事長 **張家銘**

別再以為「只是累了」：我們其實正在自律神經失調的臨界點上生活

在診間裡，我常聽見的一句話是：「我也不知道哪裡不對勁，就是一直覺得不舒服、一直覺得累。」這些病人往往檢查結果正常，沒有發炎、沒有腫瘤、器官功能也都在標準值範圍內，但他們的身體，卻像一個鬧脾氣的孩子，老是不聽話。這時候，我會問一個問題：「您有聽過自律神經失調嗎？」大多數人對這個名詞感到陌生，但其實它正在影響我們的睡眠、情緒、消化，甚至是生活的穩定度。

這不只是身體虛的問題。我之所以特別關注《70%的人都有自律神經失調?!》這本書，是因為它說出了我們這個時代真正的文明病：我們每一個人，可能都正活在一種「不明病態」裡，只是不容易用語言具體表達出來。還沒說出口。在這本書裡，原田賢老師不僅用通俗、易懂的方式，揭開了自律神經失調這個「看不見卻很有感」的問題，更讓我驚艷的是，他用一種非常務實的角度，帶大家重新調整自己生活裡的五個習慣：姿勢、運動、飲食、睡眠與思考。這些日常習慣，是我們可以自己掌控、一步一步找回平衡的關鍵鑰匙。

不是生病，而是「身體規則失靈」。自律神經負責我們體內「自動化」的調節系統。它就像人體的空調與總機，會根據情境自動切換「交感神經」與「副交感神經」，讓我們在白天活力十足、夜晚平穩入睡。但當這套系統失去平衡，就會出現一種「介於健康與疾病之間」的模糊地帶，這正是許多人經歷「莫名失眠、胸悶、腸躁、心悸、低溫手腳冰冷」等症狀的根源。我們常常誤以為這是壓力大、休息不夠，或單純體質虛寒，卻沒發現，其實我們的身體早已透過這些「小聲警告」在示警。

我長年研究影響壓力調節與睡眠品質的基因變異，也見過很多人天生在基因上確實有「自律神經脆弱體質」。這些人一旦生活節奏紊亂、飲食不規律或長期焦慮，就容易陷入惡性循環：越緊張越睡不好，越睡不好越無力應對日常挑戰。但我要說的是，體質不是宿命，關鍵在於您怎麼過生活。即使有遺傳傾向，也可以透過每日習慣的修正，讓自律神經恢復平衡。

這是一本讓人「開始行動」的書。原田賢老師的這本書，有一個特別打動我的地方：它沒有「教條式」地開出不能吃、不能做的清單，而是循序漸進地幫助讀者從每天最簡單的改變開始：睡前不滑手機、喝水的節奏、走路的步伐、如何正確深呼吸、怎麼面對無法改變的煩惱。這些建議看似微小，卻是日復一日調節交感與副交感神經作用的穩定劑。而這些改變，會逐漸重啟我們失控的內在節奏，把那條看不見的「神經指揮線」重新拉回健康軌道。

對我而言，這本書的價值不只在於知識本身，而是它提供了一條清晰可行的路徑，讓我們重新掌握身體的節奏，擺脫對藥物的依賴，也擺脫「反正查不出來」的無力感。在我的病人當中，有許多人一開始只是單純的失眠、焦慮、腸胃不適，但經過生活習慣的調整與自律神經訓練，他們真的感受到：「原來我也可以不用靠藥物，就能睡得好、吃得下。」

從自律神經找回您身體的主導權。我誠摯推薦這本書給所有在現代生活中「被壓力推著走」的讀者。這不是一本解剖生理學教科書，而是一本帶領我們回歸生活本質、重新認識自己身體運作邏輯的自我療癒指南。您會發現，很多曾經「說不出原因的疲憊」，其實都有跡可循。從今天起，別再說「只是累了」，而是開始對自己的自律神經多一分理解、多一分善待。

身體會記得我們的每一份照顧，也會回饋我們更穩定、健康的內在節奏。

作者序

為了讓自己能夠活力充沛地生活，
調整自律神經的方法是必學技巧！

・想認真工作，可是有許多煩惱，
只要一想到煩惱身體就動彈不得……

・每天都覺得不舒服，總是造成他人的負擔……

・就算去醫院檢查，醫生也說沒什麼毛病，
結果根本是白跑一趟……

各位是否有過上述的經驗呢？

明明沒生病，原因不明的不適感卻一直困擾著自己——如果你有這種情況，說不定你是「自律神經失調」。

簡單地說，自律神經失調就是指身體的自動調節功能出現怪異現象。事實上，因為自律神經失調而困擾的人正在大幅增加。

長期處在自律神經失調的狀況下，恐會引發憂鬱症等各種疾病，千萬不要忽視它！

我自己也曾在上班族時期因自律神經失調，最後演變成了憂鬱症，歷經一番辛苦才擺脫疾病。因為有過這樣的親身經驗，讓我思考該如何做才能讓大家每天過得安穩快樂，於是開設了「自律神經專科整體院——元氣整體院」。

很幸運地，本院獲得眾多好評，非常感謝大家如此支持我，到目前為止每年為兩千人施術，預約總是客滿，許多病人總跟我抱怨很難預約，而這也顯示出深受自律神經失調之苦的人們，比我們所想的還要多。

對於老是覺得身體不舒服，懷疑自己可能自律神經失調，但不曉得該如何改善的你，本書將會提供你具體調整自律神經的方法。

如果自律神經失調的原因是來自平日生活的習慣，那麼，什麼樣的習慣是對自律神經有益或有害呢？還有，應該如何改善呢？因為這些相關知識尚不為人知，所以才會造成大家的煩惱與痛苦。

本書是以幫助各位改善自律神經失調為出發點，把所有必須改正的生活習慣分成**姿勢習慣**、**運動習慣**、**飲食習慣**、**睡眠習慣**、**思考習慣**五大類，分別且詳細介紹有效的伸展運動及改善生活的方法。請把本書擺在桌旁或床邊，先針對自己有符合的幾個症狀來加以改善。

關於自律神經失調，並沒有「只要實踐這個方法就能根治」的萬靈良方。

透過改善上述的生活習慣，症狀可以慢慢好轉。最重要是你要下定決心，建立堅定意志，願意耐心地憑自己的力量來克服不適。

書中介紹的是以我多年累積的經驗為基礎所研發的方法。如果能夠實踐書上所有方法，當然沒有比這更棒的事了。但是，對忙碌的現代人而言，要全部達成可能有難度。

為了讓自己能夠活力充沛地生活，調整自律神經的方法是必學技巧！

如果這本書能讓每天認真努力過生活的你們更有活力與朝氣的話，那將是我無上的榮幸。

原田賢

目次

PART 1 認識自律神經失調症狀

自律神經失調的13個徵兆

Check List

PART 2 調整自律神經的5個習慣

6

把調整自律神經的習慣加入每日行程裡的一日計畫

PART 1

認識自律神經失調症狀

自律神經失調的13個徵兆

左邊所列的內容，你符合了幾項呢？請先檢測一下自己的症狀！

□ ④ 搭捷運或公車會心悸 ▼P036
□ ⑤ 手腳總是冰冷 ▼P040
□ ⑥ 身體只有某個部位會出汗 ▼P044
□ ⑦ 持續覺得胸口灼熱或飽腹感 ▼P048
□ ⑧ 頻繁且反覆地腹瀉或便秘 ▼P052
□ ⑨ 肩頸腰背的問題無法根治 ▼P056
□ ⑩ 天氣一變化，馬上感到不適 ▼P060
□ ⑪ 有時會覺得眼前很刺眼 ▼P064
□ ⑫ 喉嚨不適 ▼P068
□ ⑬ 沒有感冒卻莫名頭痛 ▼P072

自律神經失調的13個徵兆

①

時常失眠

Check List

- □ 即使已經鑽進被窩想睡覺，卻睡不著。
- □ 會在半夜或清晨時突然醒來。
- □ 早上起床時覺得很累，疲倦感沒有消除。

在每天的忙碌生活中，你是否出現上述症狀？是否有人因為晚上失眠沒睡飽，導致白天睡意沉重，總是戰戰兢兢地跟瞌睡蟲打仗呢？

我們通常會把這些症狀歸類為失眠症狀，最後只好仰賴失眠藥物；可是，如果長期有這些症狀，或許你該懷疑是否是自律神經失調所致。

檢測表列舉的失眠症狀有三種類型，每種類型以專業用語稱呼的話，分別是「入睡困難型」、「中途覺醒型」、「清晨早醒型」。這些名詞聽起來或許會覺得艱澀，簡單說明就是指「睡眠品質差、淺眠」的狀態。

這個症狀如果持續幾天就消失，當然沒問題；但是如果症狀惡化，就會演變成長期失眠的狀態。

一旦自律神經失調，原本應該處於睡眠狀態的交感神經會啟動運作，讓身體持續處於緊張狀態。

譬如，在白天因工作緊湊而處於緊張狀態的時候，是不是毫無睡意呢？這是因為交感神經在運作的緣故，才會沒有睡意。另一方面，當我們有睡意時，就是副交感神經在運作，此時整個人是處於放鬆狀態。當這樣的平衡狀態失調，在睡意最濃的時候也無法消除緊張感，使得我們無法自然地進入放鬆狀態。

睡前攝取咖啡因飲品或酒精飲品，抑或思慮過多、滑手機等，都是提升交感神經作用的原因，會降低睡眠品質。此外，從生理觀點來看，內臟作用變弱時，也會讓睡眠品質惡化。如果內臟功能正常運作，副交感神經就會處於運作狀態，人就能獲得放鬆。

圖
1-1

自律神經失調時，交感神經作用會升高，降低睡眠品質。

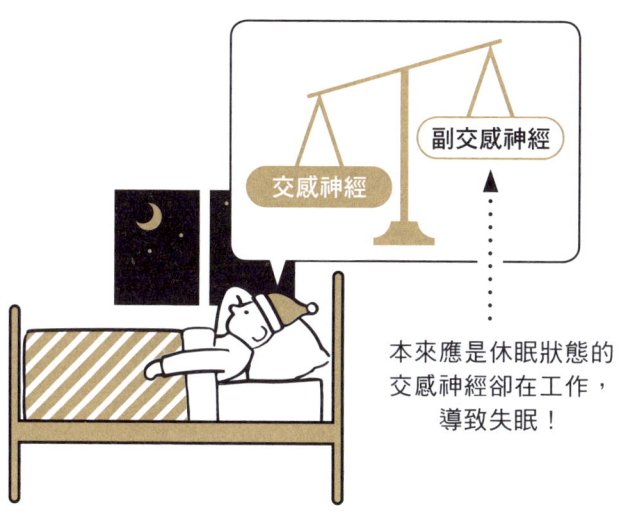

引發失眠的原因……

調整內臟功能的同時，
也要禁止會引發失眠的不良行為。

自律神經失調的13個徵兆

②

眩暈或耳鳴

Check List

- □ 不論走路或坐著，總覺得整個人輕飄飄的。
- □ 眼球會突然不自主地由左至右或由右至左地振動。
- □ 突然站起時，覺得天旋地轉，眼前一片黑。

上述檢測題的症狀分別稱為浮動性眩暈、回轉性眩暈、起立性低血壓，這些都屬於眩暈症狀。此外，會聽到高亢金屬吱吱作響聲或轟隆隆飛機引擎聲的話，乃是典型的耳鳴症狀。進入隧道時，也會有持續耳塞的感覺吧？這些不適症狀也與自律神經狀態有著密切關聯。

自律神經失調，交感神經作用持續處於優勢時，人就會一直處於緊張狀態。於是，頸部、肩膀、背部肌肉，甚至包覆頭蓋骨的肌肉也會變僵硬，腦脊髓液的循環會變差。**當腦脊髓液像這樣循環停滯，無通道可走時，會從腦部流進內耳（耳朵最裡側的部分），進而引起眩暈或耳鳴等症狀。**

如果沒有盡早處理這些症狀，可能會使得自律神經失調的問題更惡化。

腦脊髓液是儲存在腦室裡的液體，有調整腦部水量及腦部形狀的功能。此外，腦脊髓液也具備氣墊效果，保護腦部免於衝擊，以及將氧氣及養分輸送至神經，排除老舊廢物的功能。總而言之，腦脊髓液負責相當重要的功能。

這樣的腦脊髓液一旦循環變差，腦部功能會下降，對於調整荷爾蒙的腦下垂體會造成重大影響。荷爾蒙的平衡狀態與自律神經關係密切，當**腦脊髓液狀態惡化，自律神經也會失調，出現惡性循環現象。**

只要調適好自律神經功能，眩暈或耳鳴等症狀也能獲得改善。

因此第一步就是要營造副交感神經作用處於優勢的狀態，讓自己放鬆，不讓肌肉處於緊張狀態。

圖
1-2

當自律神經失調，肌肉會變僵硬，腦脊髓液循環會變差。

耳朵阻塞感

進入隧道時，覺得耳朵有「阻塞」的感覺。

浮動性眩暈

不論站著或坐著，總覺得整個人輕飄飄。

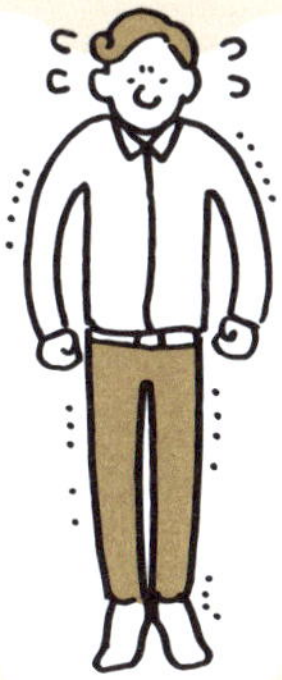

耳鳴

感覺一直聽到「吱吱」的金屬聲。

回轉性眩暈

突然覺得眼冒金星，眼睛打轉。

起立性低血壓

突然站起時，會覺得天旋地轉，眼前一片黑暗。

改善眩暈和耳鳴的方法就是讓自己放鬆，緩和緊張感。

自律神經失調的13個徵兆

③
胸口悶煩

Check List

- □ 時常覺得胸悶。
- □ 覺得胸部有東西堵住。
- □ 突然心悸、氣喘或覺得強烈不安感。

當你因某事焦慮或覺得有壓力，抑或覺得疲累時，是否會覺得胸悶、胸口似有東西堵住呢？當這種感覺持續未脫離，就是自律神經失調的徵兆。

一旦出現這些症狀，如果置之不理，會惡化為恐慌症，一定要相當謹慎小心才行。恐慌症是指會在意想不到的時候，突然感覺心悸、氣喘、強烈不安感的症狀。

其實，胸悶或覺得胸口有雜音、有異物的根本原因與胃功能有關聯。

提到胸悶，大家會覺得是心臟或肺部等靠近胸部的部位不適所致，大家也許會感到意外竟與胃功能有關。在此說明一下。

基本上當我們處於緊張狀態，交感神經作用活絡時，心臟功能就會有變差傾向。尤其在胃功能孱弱時，胃會收縮，出現往上方推擠的現象。於是，往上推擠的胃部就會妨礙橫隔膜的上升、下降功能，進而影響肺部動作。我們的呼吸會因此而變得淺短，於是產生堵塞感。

此外，背部或肩膀肌肉緊張、僵硬時，肺部會不易收縮，其動作也會變差。

想要舒緩緊張的肌肉，首先要以正確的方法大口深呼吸，提升副交感神經的作用。

只要打造出這樣的良性循環，不適症狀會自然消失。

關於舒緩肌肉的方法，會於本書 P.108、P.119 詳述。

圖
1-3

當交感神經作用活絡時，
胃功能會變差，阻礙呼吸。

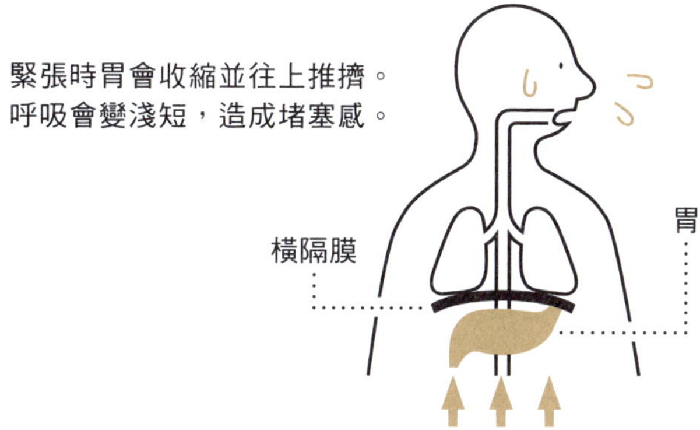

緊張時胃會收縮並往上推擠。
呼吸會變淺短，造成堵塞感。
橫隔膜
胃

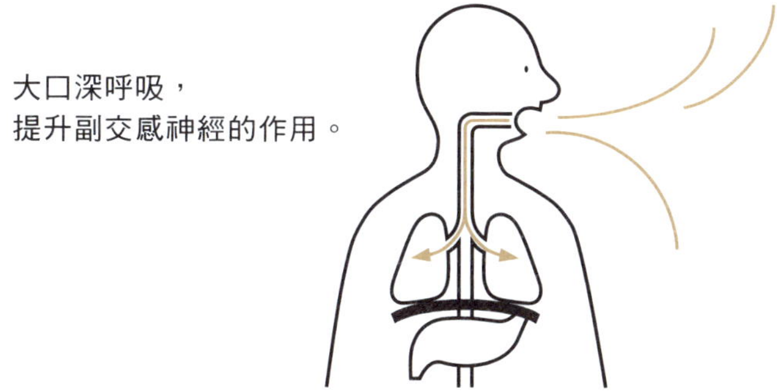

大口深呼吸，
提升副交感神經的作用。

大口深呼吸，鬆弛肌肉的緊張感。

自律神經失調的13個徵兆

④ 搭捷運或公車會心悸

Check List

- ☐ 搭乘捷運或公車會心悸，或心生厭惡感。
- ☐ 搭車前會有不安全感。
- ☐ 討厭搭乘特快車，只能搭乘各站都停的慢車。

在從事上述特定行為時，會有不適感的話，有可能是恐慌症的徵兆。

搭乘客滿的車廂是最容易出現恐慌症症狀的時候。再說得更深入的話，有許多人會在前往目的地的途中發病。

這是典型的發作模式。**因為前往某個目的地時，浮現出的不安感或緊張感導致症狀發作。**

因此，在不安感與緊張感已消失的回程通勤車廂裡，即使車廂客滿，也不會出現恐慌症症狀。其他像是機艙、電梯，或是塞車時、在隧道裡，或者像髮廊、牙醫診所、狹窄場所等無法自由行動的環境，因長時間被拘束而覺得焦慮、不安時，幾乎都會出現恐慌症症狀。

這些症狀在交感神經作用活絡時也會出現。

當交感神經作用變強大，呼吸會變淺短，身體會覺得自己處於緊張狀態，於是惡性循環啟動。

想讓這些症狀消失，首要之務就是要放鬆身心，這是非常重要的。

有恐慌症的人，容易在前往目的地的途中出現不安感或緊張感。因此，你要轉換念頭，想像在目的地所進行的快樂的事，**讓大腦和身體放鬆，就不會感到恐慌。**

透過改變想法的小小運動，就能有效改善這些症狀，改變想法的方法會於後面章節補述（參考 **P.174**）。

圖
1-4

搭捷運或公車時，
是否老想著煩心的事？

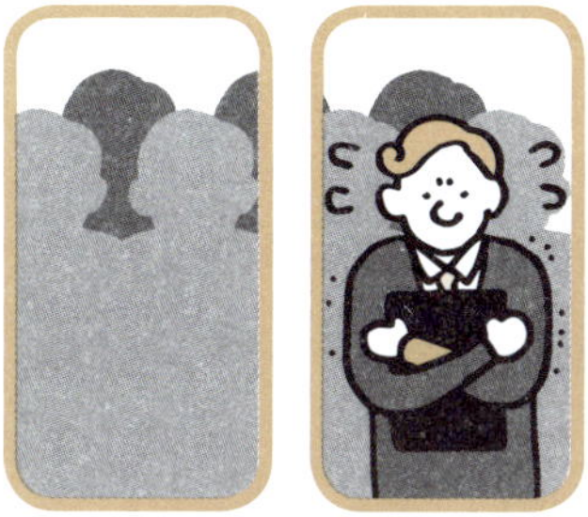

一想到要跟大家討論，
想到自己要更努力才行，
就心悸不已！

搭乘車廂客滿的大眾交通工具，
就會覺得不安或緊張，
連身體狀況也變不好。

典型的
恐慌症特徵！

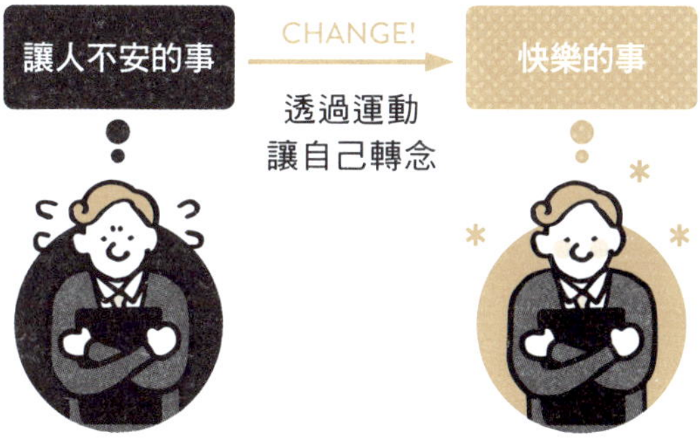
讓人不安的事
CHANGE!
透過運動
讓自己轉念
快樂的事

想想快樂的事，讓大腦和身體放鬆。

自律神經失調的13個徵兆

⑤ 手腳總是冰冷

Check List

□ 即使是酷熱的夏天，手腳依舊冰冷。

□ 很怕待在冷氣房。

□ 即使開了暖氣，手腳還是不會變溫暖。

寒冬時候手腳會冰冷，是因為氣溫低，加上曝露在低溫的室外環境，手腳冰涼是理所當然；可是，在高溫的季節依舊手腳冰冷的話，要有這樣的認知——炎熱季節依舊四肢冰涼，是**因為自律神經失調，導致身體無法順利調節體溫，才會出現這樣的症狀。**

人體本來就有維持恆溫的機制，就算氣候變冷，人體也會自行讓體溫上升，維持一定的體溫。當血液順利流到手腳末端，有足夠氧氣和養分送至肌肉時，體內的粒線體器官就會產熱，製造能量。於是，體溫就會上升。

可是，一旦自律神經失調，這個功能就無法順利運作。

此外，根據中醫觀點，當肺臟和腎臟功能衰弱時，人也會覺得冷。

總而言之，血液溫度是透過在肺臟與外在空氣進行熱交換的空氣而維持恆溫，然後，這個維持恆溫的血液再來到腎臟，被過濾乾淨後，輸送至身體各個角落。

當肺功能或腎功能衰弱時，空氣無法順利進行熱交換，腎功能衰弱，又導致血液無法被過濾乾淨，於是，合格的乾淨血液無法送至全身，導致體溫調節功能失常。

要治療這些症狀，必須強化腎功能。

鹽分和蛋白質會讓腎臟有負擔，所以鹽分不宜攝取過量，為了順利排出鹽分，要攝取含鉀成分的食物，也不宜沒有運動卻大量攝取蛋白等高蛋白質食物，每天要攝取一・五公升至二公升的水分。

圖
1-5

身體某部位受寒、懼冷的話，就是自律神經失調的徵兆！

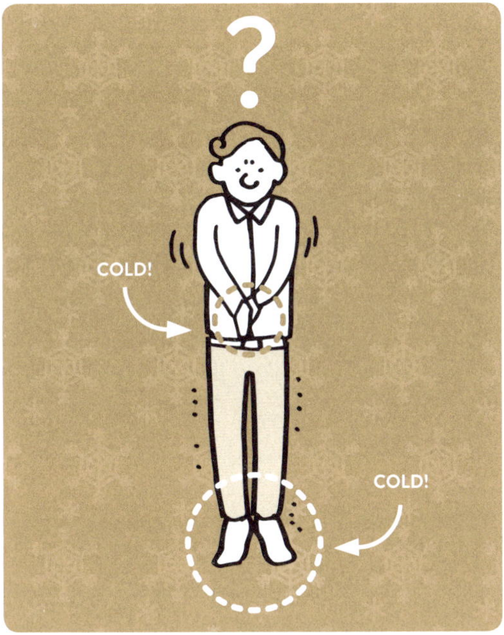

明明氣溫高，卻還是四肢冰冷……

這是血液循環不良所致

想提升身體的體溫調節功能，請不要給腎臟多餘的負擔。

自律神經失調的13個徵兆

⑥

身體只有某個部位會出汗

Check List

- □ 只有胸部以上的上半身或只有臉部感覺像火在燒。
- □ 只有手掌或只有腳底會流汗。
- □ 只有頭部流汗。

「只有上半身或身體某部位在出汗」，你是否有過上述的現象呢？

只有上半身像火燒般感覺熱的話，這就是交感神經作用強大的徵兆，你的身體處於血管收縮、血壓上升，血液只集中在上半身的狀態。

當身體處於這種情況下，通常同時也會有手腳冰冷的症狀發生。此外，更年期的熱潮紅症狀也屬於一種只有上半身很熱，像火在燒的症狀。

古時候曾流傳這樣的傳說，當猴子在樹枝間跑跳時，為了避免手滑沒抓牢樹枝而掉下去，會因緊張刺激手汗，如此一來等於在手上塗了防滑劑，因為這個傳說，印證了人在緊張時手腳會流汗的現象。

也有人在手腳大量出汗、過了一段時間後，會覺得身體寒冷，這是因為汗水蒸發，熱能流失所致。

像這樣只有身體某個部位出汗的情況，多數是因為交感神經作用強大所致。

如前一個單元所述，經腎臟造血或過濾過的血液在流向肺部的過程，會與外面空氣進行溫度交換，以保持一定的體溫。因此，只有身體某部位出汗的話，可能是腎臟功能或肺功能虛弱的表徵，不可輕忽。

圖
1-6

只有身體某部位出汗的理由？

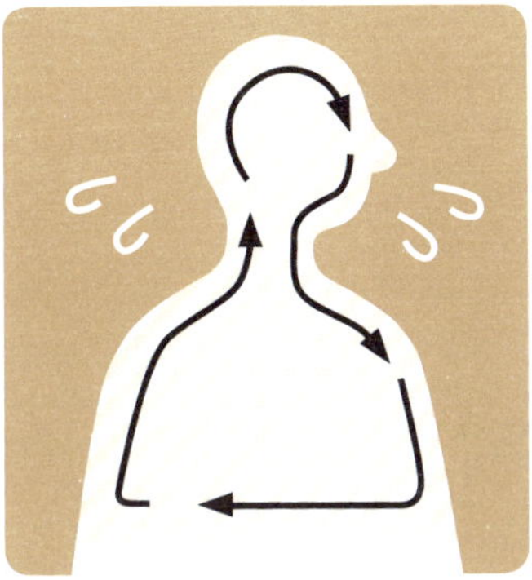

只有上半身出汗，
是因為血管收縮，血壓升高，
血液只集中上半身的緣故。

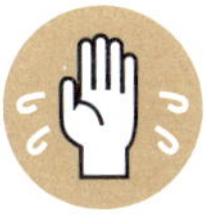

手掌

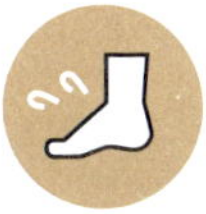

腳部

某個部位出汗正是
交感神經作用活絡之際

調適自律神經
很重要！

試著改善內臟功能！

自律神經失調的13個徵兆

⑦ 持續覺得胸口灼熱或飽腹感

Check List

- □ 就算肚子不餓，沒有進食，也覺得舒服。
- □ 才剛進食馬上就覺得飽了。
- □ 覺得反胃、胃痛。

當自律神經失調，因交感神經作用活絡導致胃功能衰弱時，就會出現上述現象。

胃功能是非常重要的生理現象。當胃功能孱弱時，就算進食也無法消化完全。一旦消化不良，食物殘留在胃裡的時間就會拉長。胃裡有食物殘留的狀況長久持續的話，胃部就會持續有飽腹感，導致沒有食欲。

相反地，胃為了讓消化更好，就會分泌過多胃酸。於是產生反胃或胸口灼熱、胃痛等症狀。

如果更嚴重，胃酸逆流至食道的話，就會引發胃食道逆流症狀，胸口更加灼熱且有痛感。胃酸會傷害食道和胃壁，是導致胃潰瘍等疾病的原因，絕對輕忽不得。

想改善胃功能，請多攝取不會傷胃的食物，強化副交感神經功能。**留意飲食，用心改善胃的狀況，謹慎挑選適合的食物種類及料理方式。**

蛋糕、炸物等多糖、高油的食物，辣椒或山葵等辛香料、高鹽的醃漬食品、過酸的柑橘類水果或醋醃食品、加了冰塊的飲品或冰淇淋等冰涼食物、酒精或咖啡因等刺激性飲品等，都是傷胃的食物，會在不知不覺間傷了你的胃。

當覺得胸口灼熱或胃悶時，請務必避開上述不易消化的食物，平時也請酌量攝取，進食時務必細嚼慢嚥，減少胃部負擔。

圖
1-7

胃酸分泌過多或過少都不行！

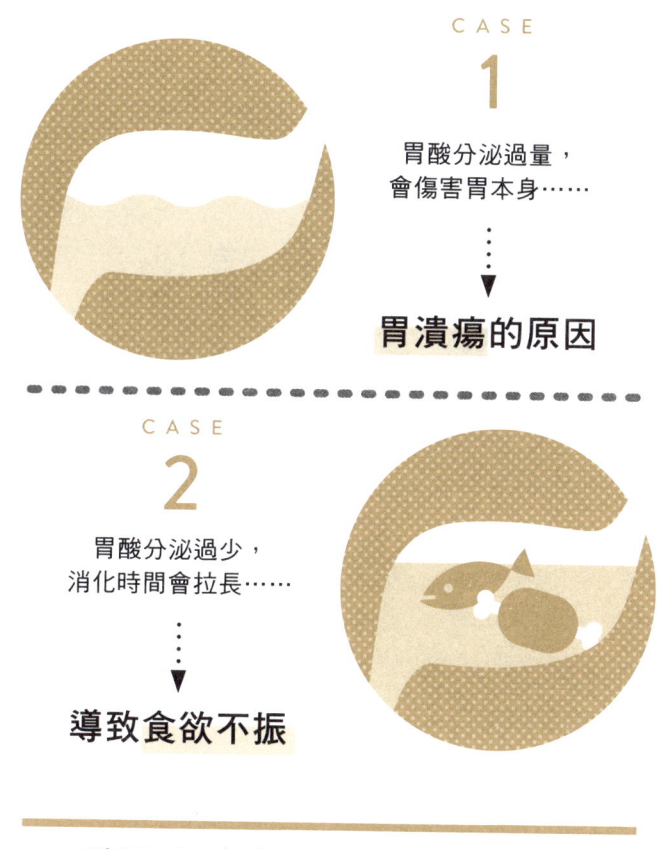

CASE
1
胃酸分泌過量，
會傷害胃本身……

胃潰瘍的原因

CASE
2
胃酸分泌過少，
消化時間會拉長……

導致食欲不振

讓副交感神經作用處於優勢，改善胃功能。

自律神經失調的13個徵兆

⑧

頻繁且反覆地腹瀉或便秘

Check List

- □ 經常腹瀉或便秘。
- □ 循環性的腹瀉和便秘。
- □ 曾被醫生告知是腸躁症，卻一直治不好。

自律神經也會影響腸功能。如果症狀嚴重，有人會演變為腸躁症，每當感覺不安或緊張時，就會肚子痛、拉肚子。

當交感神經作用強大，副交感神經作用轉弱時，我們的內臟功能也會變弱，尤其是大腸功能轉弱時，就會出現上述症狀。

攝取過多的咖啡因或甜食，是導致大腸功能變弱的原因。咖啡因有增強交感神經功能的作用，砂糖等甜食會讓大腸益菌減少。有沒有可能是你在無意識下吃了這些東西，導致腹瀉或便秘，做了這些損害身體健康的事情呢？

首先，務必攝取有益大腸健康的食物。

推薦各位攝取含寡糖的食物。因為寡糖會成為住在大腸裡的腸道細菌的食餌。香蕉、牛蒡、四季豆、洋蔥、熟黃豆粉等，都是富含寡糖的食物。

此外，壓力引發的緊張感會促使腸躁症發作，也會強化交感神經作用。對於便秘症狀也會產生影響。

找出壓力源，學習能改變想法的方法，都有助於減輕壓力（詳情參考 P.174）。

圖
1-8

是否要重新檢視你的腸功能？

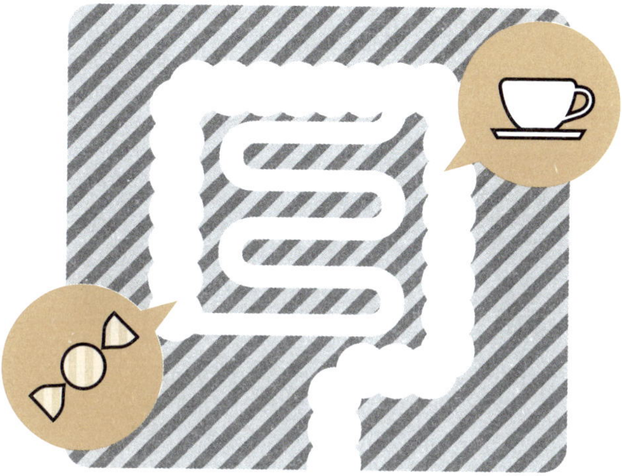

甜食或含咖啡因的食物是導
致腸功能變弱的原因

當症狀惡化，
不安感或緊張感會成為導火線，
演變成動不動就腹瀉的

腸躁症

**攝取含寡糖的食品，
以提升大腸功能。**

自律神經失調的13個徵兆

⑨

肩頸腰背的問題無法根治

Check List

- □ 有慢性肩膀痠痛或腰痛的問題，遲遲治不好。
- □ 常常閃到腰

你是否有以下的困擾？今天覺得肩膀痠痛或腰痛，以為睡一覺醒來就會好，結果翌日仍未見好轉——如果像這樣症狀持續，沒有改善的話，就是慢性病。其實許多慢性肩頸腰背痠痛，跟自律神經關係密切。

當自律神經失調導致交感神經作用變強，肌肉就會處於緊張狀態。然後，**如果交感神經持續作用中，肌肉也會持續在緊張狀態。**其中支撐腰椎的肌肉如果持續處於緊張狀態的話，腰椎會歪斜，歪斜的腰椎很有可能會壓迫神經。現代人生活忙碌，經常處於緊張狀態，很有可能就是導致腰痛的原因。

此外，當交感神經作用變強，內臟功能轉弱，包覆內臟的肌肉就會擴張，進而壓迫腹部或腰部。

肩頸痠痛的原因多是腰椎周邊肌肉變僵硬，頸椎歪斜所致。像這種肌肉緊張引起的肩痛或腰痛透過按摩是可以暫時舒緩緊張的肌肉，然而卻無法治本。必須減弱交感神經的作用，才能改善慢性的肌肉緊張狀態。

總而言之，如果我們無視自律神經失調的問題，將會導致全身不適。萬一肩膀痠痛或腰痛的症狀持續長久未好轉，要趕快釐清是否自律神經失調在作祟。

圖
1-9

肌肉處於緊張狀態，會壓迫神經！

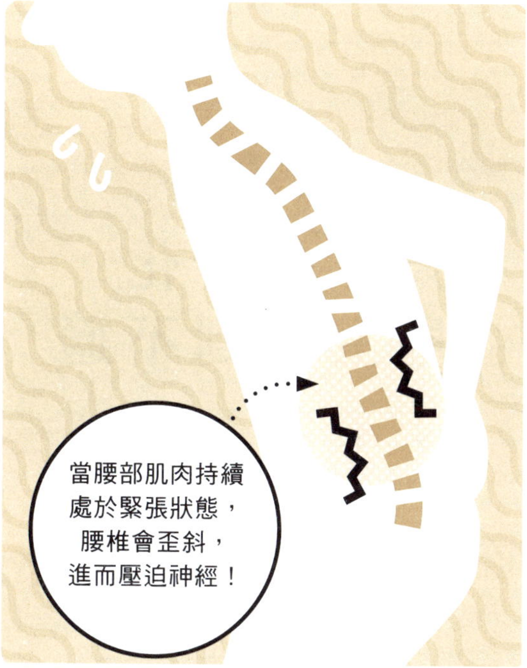
當腰部肌肉持續
處於緊張狀態，
腰椎會歪斜，
進而壓迫神經！

自律神經失調引起的肌肉緊張，
與慢性肩頸腰背痠痛有密切關係。

透過能鬆緩肌肉的伸展運動，
消除身體緊張。

自律神經失調的13個徵兆

⑩
天氣一變化，馬上感到不適

Check List

- □ 每逢下雨或颱風天，身體狀況就會變糟。
- □ 每逢換季時，身體會出現不適狀況。
- □ 溫度變冷，身體狀況就會不佳。

下雨或颱風來時，氣壓會下降。

自律神經的失調與這樣的氣壓變化有著密切關聯。來找我看診的患者中，因自律神經失調導致內臟功能不適的人，特別怕這樣的氣壓變化。

那麼，為什麼導致內臟功能不佳的原兇「自律神經失調」會跟氣壓變化有關呢？在此說明一下。

我們的內臟有呈袋狀、名為平滑肌的肌肉包覆著。當平滑肌一有動作，內臟也會跟著收縮擴張。

當肌肉功能變弱，會出現硬化、脹大、脈動的特徵。尤其是**肌肉處於脹大狀態時，一旦氣壓降低，所有內臟器官會膨脹，導致功能更惡化。**

內臟功能變弱之時，正是交感神經作用變強大之際。此外，當氣候轉壞就會頭痛的人，多數是跟腦脊髓液有關。

為什麼這麼說呢？當氣壓下降，流通的腦脊髓液會讓腦內壓力增加，壓迫神經而引起像被某物體緊壓的頭痛症狀。

就如本書 P.31 所述，當腦脊髓液循環不佳，自律神經就會失調。一般說來，健康的人可以自行適應氣壓的變化；可是，**一旦自律神經失調，即使氣壓只是些微變化，也會非常敏感，並連帶影響內臟功能，讓症狀惡化。**

圖
1-10

氣候也可能是導致自律神經失調的原因

下雨天或颱風天，氣壓會下降

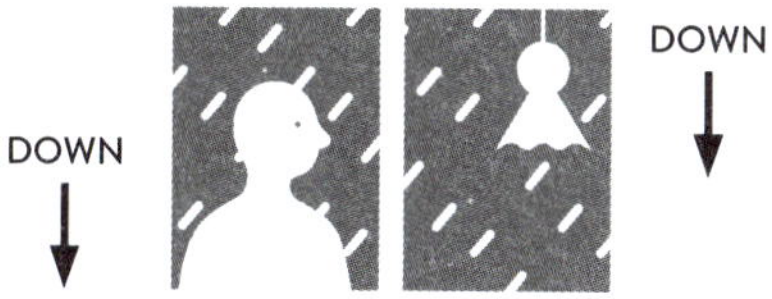

氣壓下降時，內臟會膨脹

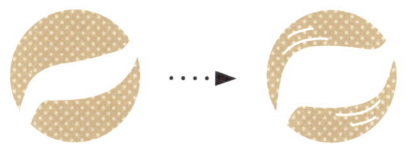

交感神經作用太強大時，
平滑肌無法順應狀況，內臟就會脹大。

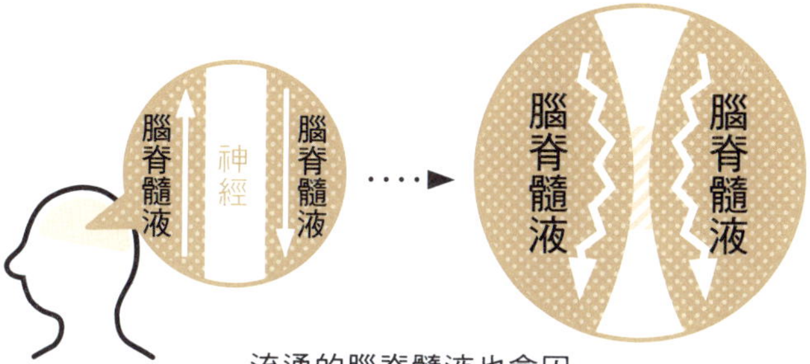

流通的腦脊髓液也會因
氣壓的變化而增加腦內壓力，
壓迫神經，引發頭痛…

**消除肌肉緊張感，
打造能適應氣壓變化的強健身體。**

自律神經失調的13個徵兆

⑪

有時會覺得眼前很刺眼

Check List

- □ 總覺得陽光異常刺眼。
- □ 眼睛不能適應黑暗的環境。
- □ 就算躺在床上，眼睛也是張開，腦袋很清醒。

這些症狀跟瞳孔的調節功能有關。

當我們身處明亮的環境，瞳孔會變小收縮；身處黑暗環境時，瞳孔會放大張開，藉此來調節吸光量。

瞳孔的這個調節功能源自於自律神經的作用。就算不是自己的意志行事，覺得刺眼時，瞳孔也會自行縮小，覺得黑暗時，就自行放大。

這個調節功能算是一個非常便利的作用，可是，**當自律神經失調，這個瞳孔調節功能就無法正常作用**。因此，就算有明亮強光射入，瞳孔也無法順利縮小，很自然地就會感到刺眼。

相反地，眼睛不能適應黑暗環境，也是自律神經失調所致。因為交感神經作用太強，瞳孔張開作用處於強勢，瞳孔很容易一直呈現張開狀況。**尤其是睡前看電腦或滑手機，讓自己處在這些3C產品的LED光（藍光）下，腦會受到刺激而處於興奮狀態，同**

時交感神經作用提升，導致瞳孔無法收縮調節為黑暗模式，千萬不要輕忽這個壞習慣。

可能有人會這樣說：「我因為職業關係，就算是晚上，也不能關掉電腦或手機。」如果是這樣，這邊提供一個解決方法，請使用能阻隔藍光的眼鏡。

此外，一位優秀的社會人士應該懂得在體力用到極限之前，適度讓自己休息，以迎接往後更多的挑戰。不要勉強自己，請養成規律休息的習慣（參考 P.149）。

圖
1-11

當自律神經失調，
瞳孔的開關功能也會變遲鈍

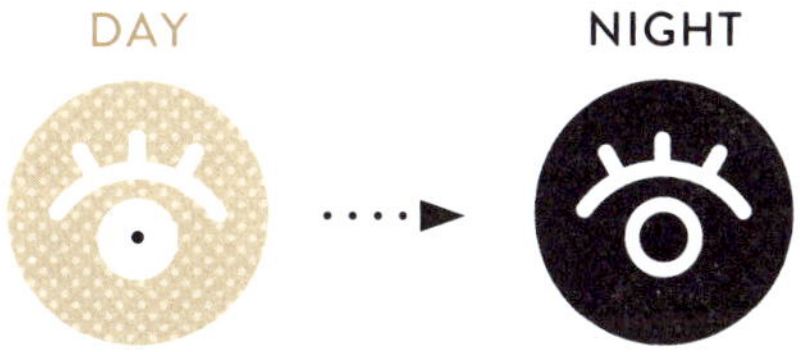

瞳孔是遇光收縮，
遇暗放大

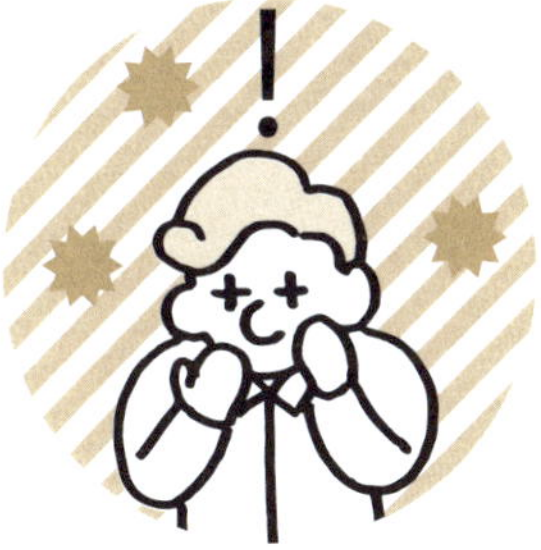

當自律神經失調，
瞳孔無法順利縮小，
就會覺得光線比平日刺眼。

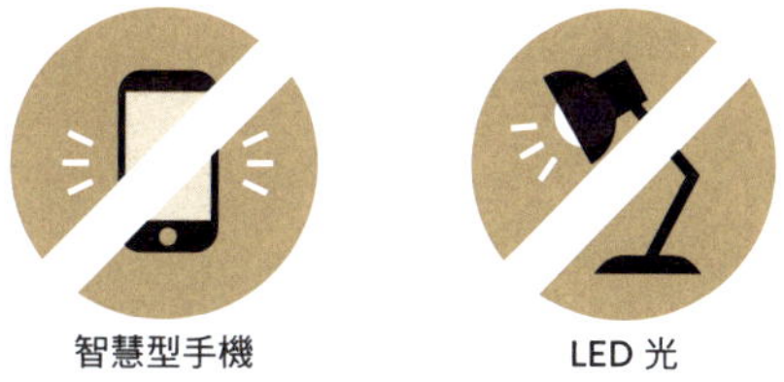

切記晚上不要讓自己曝露在
手機或 LED 光（藍光）下太久。

**睡前一小時不要看電腦或滑手機，
請關上電腦和手機。**

自律神經失調的13個徵兆

⑫

喉嚨不適

Check List

- □ 總覺得喉嚨卡卡地，好像有東西堵著。
- □ 喉嚨有東西，發出咕嚕咕嚕聲。
- □ 不能吞口水。
- □ 覺得喉嚨有異物（臆球症、喉嚨壓迫感）。

喉嚨異常感也是自律神經失調的典型症狀之一。來診所看診的患者中有大半數都有這個症狀。

一般說來，吞嚥某物的行為可分為自我意志行為與自律神經行為。平常就算沒有意識，自律神經也會自行作用。

當交感神經作用變強，這個自動吞嚥行為就無法順利進行，如果自己沒有意識到的話，連吞口水也不行，就會有喉嚨卡住的異常感。

此外，交感神經作用變強，胃功能變弱時，會分泌過量胃酸，引發胃食道逆流。一旦這樣，不僅食道發炎，喉嚨和口腔內部也會發炎。

當喉嚨或食道的肌肉處於緊張、收縮狀態時，喉嚨卡卡的感覺會更強烈。這種卡卡的感覺稱為臆球症（Globus Hystericus）。

想鬆弛喉嚨周邊肌肉的話，伸展頸部和肩膀的動作是重要的關鍵。同時也會改善與咽喉相連的胃功能，請各位務必試試這個調適方法（參照 P.108、P.109）。

圖
1-12

「吞嚥」功能失常
是自律神經失調所致！

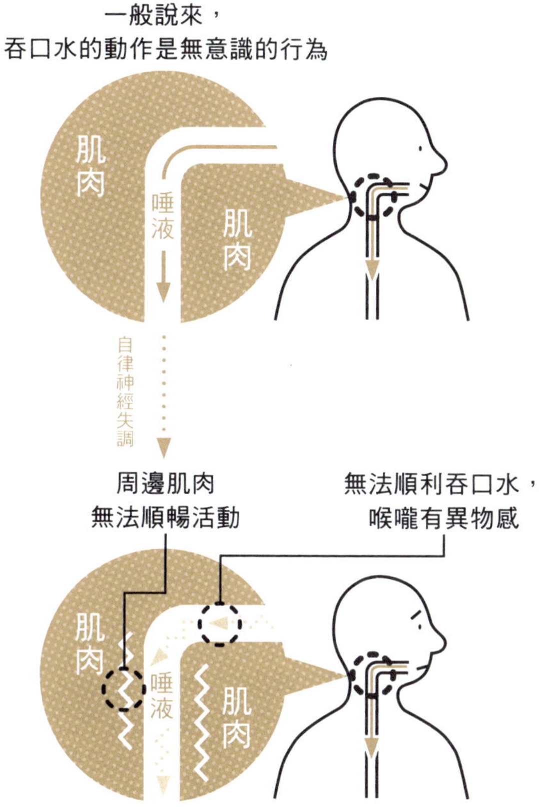
一般說來，
吞口水的動作是無意識的行為
肌肉
唾液
肌肉
自律神經失調
周邊肌肉
無法順暢活動
無法順利吞口水，
喉嚨有異物感
肌肉
唾液
肌肉

覺得喉嚨阻塞或不適時，
趕快伸展頸部和肩膀。

自律神經失調的13個徵兆

⑬
沒有感冒卻莫名頭痛

Check List

- □ 沒有感冒，也沒有發燒，卻覺得頭痛。
- □ 使用電腦時，眼睛深處會覺得痛。
- □ 覺得頭很緊，像有東西箍住般。

頭痛有「偏頭痛」、「緊縮性頭痛」、「枕骨神經痛」三種類型。

偏頭痛好發於女性身上，因為腦內血管擴張，有時候會伴隨看似星光閃爍的閃光黑點，然後出現如脈動般的刺痛。

緊縮性頭痛是包覆頭蓋骨的肌肉緊縮引起的。通常會併發肩頸痠痛等症狀，是像有東西箍住頭般的疼痛。

枕骨神經痛是頸骨歪斜所致，眼睛深處會覺得痛。

這三種類型的頭痛有一個共通點，那就是因為肌肉緊縮引起的。

長時間操作電腦或滑手機、駝背等不良姿勢，呼吸淺又短、每天承受壓力……等，如果各位有以上狀況，該多加注意了。

正是這些不良的生活習慣引發頭痛。頭痛絕對不是自然發生的症狀。

當交感神經作用變強，肌肉就會緊縮，很容易引發頭痛。加上血管的擴張收縮功能失控，導致腦內血管擴張，這也是頭痛的原因之一。

想預防這些症狀發生，請實踐本書 **P.108** 介紹的伸展操，鬆弛肩頸周邊肌肉。

圖
1-13

自律神經會影響血管、肌肉，引發頭痛

偏頭痛

看見宛若星光的光點（閃光黑點），頭有刺痛感。

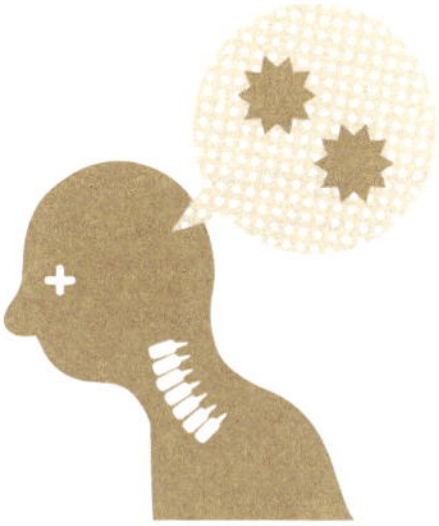

緊縮性頭痛

包覆頭蓋骨的肌肉緊縮所致。

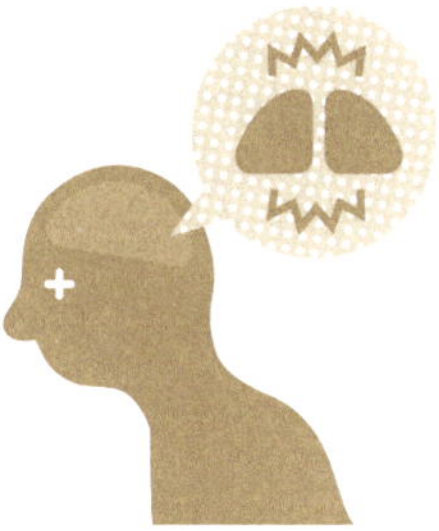

枕骨神經痛

頸骨歪斜所致。

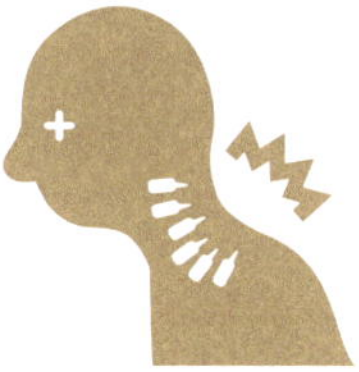

勤做伸展操，
鬆弛頸部和肩膀周邊的肌肉。

PART 2

調整自律神經的5個習慣

為什麼自律神經會失調呢？

自律神經失調就是交感神經與副交感神經作用失衡的意思

Part1 介紹的自律神經失調十三個徵兆中，你中了幾項呢？應該有人只中一個，有人則是中了好幾項吧？只要將這些症狀一一解決，就能消除自律神經失調的問題。

那麼，為什麼自律神經會失調呢？

自律神經就是非自我意志、會主動調節生理活動不可欠缺的循環器官、呼吸器官、消化器官等各器官活動的神經。至於**自律神經失調症，係指因這個主動調節功能失調，導致身體出現各種不適症狀的狀態。**

自律神經是由交感神經與副交感神經所組成，交感神經的作用是讓心靈及身體感到緊張，處於興奮狀態；副交感神經則有鎮靜心靈及身體，引導為放鬆狀態的作用。這兩種功能不宜某方處於優勢或某方處於劣勢，理想狀態是兩者維持平衡。

自律神經失調就是這兩種功能失衡，導致心理和生理一直處於緊張狀態，或是無力、提不起勁的狀態。

當自律神經失調，不是只有心理層面會有問題。其實也會導致內臟功能和肌肉功能無法正常運作，進而讓身體沒有動力，或出現反胃、眩暈等不適症狀。

而且，**自律神經一旦失調，將會難以根治。**若是一般的受傷或骨折，只要縫合、固定該部位，可以自行靜養就痊癒；可是，自律神經是與自我意志作用無關的神經，單憑自我意志無法復原。

雖然自律神經失調都是不起眼的小症狀，如果置之不理，會引發憂鬱症等重大疾病，千萬不可等閒視之。

如果你的日常生活中出現前述症狀，理應馬上治療，但是現代人每天都很忙碌，要抽時間休息或放鬆，真的比登天還難。

自律神經失調症是交感神經處於興奮的狀態，所以你的身體分秒都無法休息。於是，血壓升高、脈搏數也上升。持續自律神經失調的話，會演變為高血壓，也會讓心臟有負擔，人也容易覺得特別累。

此外，交感神經有提高血糖的作用，長期自律神經失調，甚至會導致糖尿病的發生。

另一方面，副交感神經則是活動內臟功能的神經。

如前所述，一旦自律神經失調，副交感神經作用會變差。因此，才會有這麼多人罹患自律神經失調症後，連帶也覺得腸胃不適。

為了調整自律神經功能，必須重新審視的五個習慣？

會影響自律神經功能的不良習慣，是指什麼樣的習慣呢？就是會讓交感神經作用過於高漲，讓自己處於緊張狀態的習慣。相反地，**能提升副交感神經作用，讓自己處於放鬆狀態的習慣就是有益自律神經的好習慣。**如果能提升副交感神經作用，獲得放鬆，這些症狀幾乎不會出現。

平日無意識養成的不良習慣正是導致自律神經失調，讓自己在不知不覺間出現不適感的兇手。

提到生活習慣四個字，大家會聯想到每天的起床時間或飲食生活。本書則是以自律神經觀點出發，將習慣分類為姿勢習慣、運動習慣、飲食習慣、睡眠習慣、思考習慣等五大類來介紹。這五類習慣皆與自律神經功能關係密切，如果習慣不良，就會立刻出現自律神經失調的不適症狀。

1：姿勢習慣

是指與每日生活的重要「姿勢」有關的習慣。

很意外地，大家很容易忽視姿勢習慣，然而，姿勢與肌肉狀況、內臟狀況等關係密切，只有矯正不良的姿勢習慣，自律神經失調症狀才能有所改善。

2：運動習慣

人也是動物，不活動的話，肌肉會衰弱，身體機能也無法正常運作。其實人體就是利用走路動作來調整身體功能的結構。養成運動的習慣，自然能調整自律神經功能。

3：飲食習慣

食物經由身體攝取後，會轉換為養分，因此，如果攝取有害身體的食物，身體狀況當然會出問題。相反地，如果攝取有益身體的食物，身體狀況就會變好。所以，攝取有益自律神經功能的食物，內臟功能會變好，也能調整自律神經功能。

4：睡眠習慣

如果睡眠品質差，恢復體力效果差的話，就無法消除疲勞，身體也會變虛弱。若能養成優良品質的睡眠習慣，體力恢復的效果會提升，培養強健體魄。只要調整生理時鐘，也會更容易調整自律神經功能。

5：思考習慣

改變想法，可以減輕壓力，就能抑制因不安或憤怒而高揚的交感神經作用，讓自己放鬆，提升副交感神經作用。壓力對肌肉和內臟的影響甚鉅，轉換念頭讓自己沒有壓力，達到調適身心的效果。

改善小習慣，就能治好自律神經失調！

在Part2章節，將具體且詳細介紹改善五大類習慣的方法。

如前所述，平日不在意的生活習慣會搞亂自律神經，引發各種不適症狀。

因此，只要從小處著眼，持之以恆地改進，就能養成有益自律神經的良好生活習慣。

請各位一定要親自挑戰後續介紹的五大類習慣的每個項目。

5 個 習 慣

1

調整自律神經功能的姿勢習慣

1

調整自律神經功能的姿勢習慣

① 站立時縮小腹

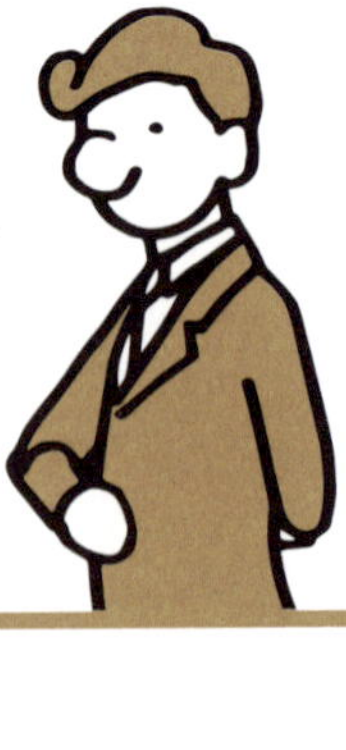

看到這裡，你可能會嚇一跳吧？然而，姿勢確實與自律神經失調有著密切的關聯。如果持續駝背等的不良姿勢，背部和肩膀的肌肉會變硬，與這些肌肉相連結、包覆頭蓋骨的肌肉也會變僵硬。

而且，不良姿勢會導致內臟受到壓迫，使得內臟功能變弱。

最簡單易懂的內臟代表就是胃。當胃功能變弱，胃會往上方上提，影響橫隔膜的上下運動。

而且，肺部的膨脹範圍也會因此縮小，背部和肩膀肌肉擴張變硬。連帶地，包覆頭蓋骨的肌肉也會僵硬，導致腦脊髓液循環變差，成為自律神經失調的導因。不良姿勢真的是百害無一利啊！

除了駝背，不良姿勢還有很多種。胸部過度擴張的背部反弓姿勢也是不良姿勢。盤腿坐姿、翹腿坐姿也是會導致自律神經失調的不良姿勢。

背部反弓的姿勢會讓胸椎（背骨）和腰椎（腰骨）有負擔，進而導致骨骼歪斜。骨骼一歪，連結突出於椎骨之間的身體各器官的神經就會被壓迫，各器官功能變弱。所謂各器官是指內臟、鼻腔、手、腳等身體部位。

那麼，什麼樣的姿勢稱得上是優良姿勢呢？

首先請輕鬆站立。胸部不要擴張，也不要屈胸，感覺腹部和背部是貼在一起，然後縮腹。一縮腹，背脊就會呈現筆直線條，這就是理想站姿。

還有，視線請看正前方。養成不須刻意，也能隨時保持良好站姿的習慣。

圖
2-1

何謂調整自律神經功能的正確姿勢？

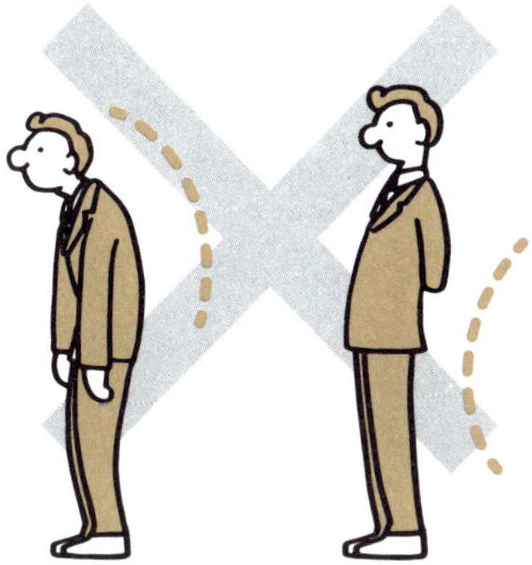

NG!

因為會壓迫內臟器官，
駝背或胸部過度擴張的姿勢
都是 NG 姿勢！

GOOD!

感覺腹部與背部貼在一起，
適度縮腹。

不須刻意就能維持良好站姿
是最理想的情況！

1

調整自律神經功能的姿勢習慣

②

搭車時，
臉要往前看，
不要朝下

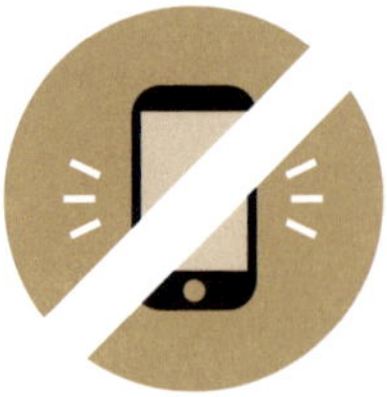

上班族雖然會留意平日姿勢，但常會忽略了搭乘大眾運輸工具時的姿勢。

如果幸運地在通勤途中的車廂有空位可坐，這時候你是否一坐上去就睡死了呢？這時候如果頭部從頸部往下垂，呈現低頭姿勢的話，可要小心了。對自律神經而言，這是不良姿勢。

還有，每次放眼望去整個車廂時，常會看到所有的乘客都是低頭盯著手機螢幕看。長時間頭部低垂，會對頸部造成負擔，頸部肌肉會僵硬。當頸部肌肉僵硬，頸部肌肉所支撐的頸椎（頸骨）就會被拉展而歪斜。**頸椎一歪，椎骨之間的神經會受到壓迫，出現痛感，該神經的功能也會變差。**

環繞在頸椎之間的神經，是連結頭部上方的頭部周邊器官的神經，當這些神經被壓迫，會出現眼睛深處疼痛或頭痛的症狀。此外，頸部肌肉僵硬的話，頭蓋骨的活動性會變差，腦脊髓液循環也會變差。關於腦脊髓液的重要性，本書一再提及，也如前面所述，千萬不要輕忽。腦脊髓液循環變差，就會引發自律神經失調。

為了矯正歪斜的頸椎，搭乘大眾運輸交通工具時，頭不要下垂，要往前看。此外，雖然總會忍不住滑手機，但請安排休息時間，保持臉自然往前看的姿勢。

圖
2-2

留意搭乘大眾運輸交通工具時的姿勢

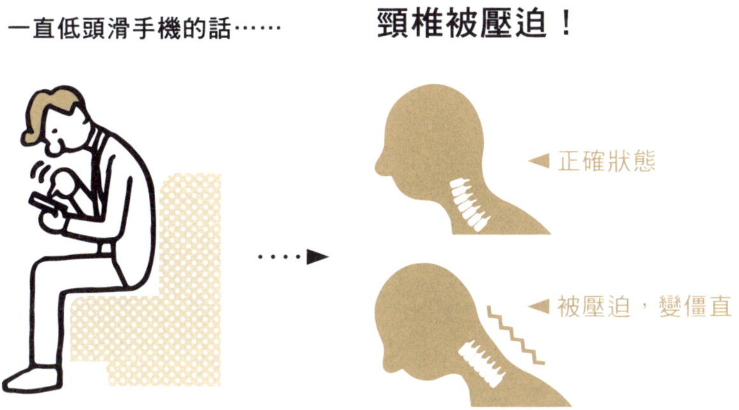

一直低頭滑手機的話……
頸椎被壓迫！
正確狀態
被壓迫，變僵直

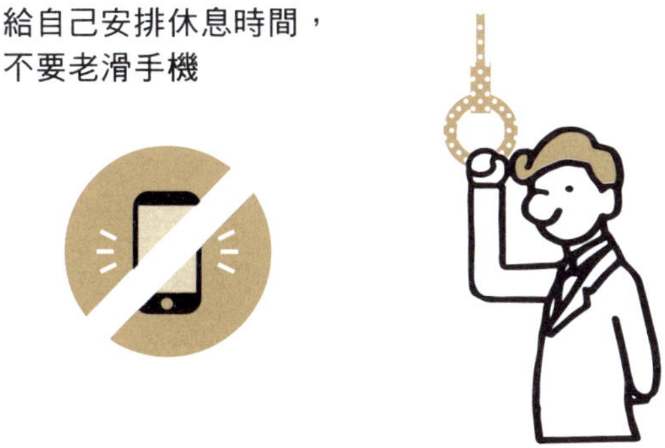

給自己安排休息時間，
不要老滑手機

搭乘大眾交通運輸工具時，
減少滑手機的時間，舒緩肌肉的緊張感。

1

調整自律神經功能的姿勢習慣

③ 不要緊咬牙齒

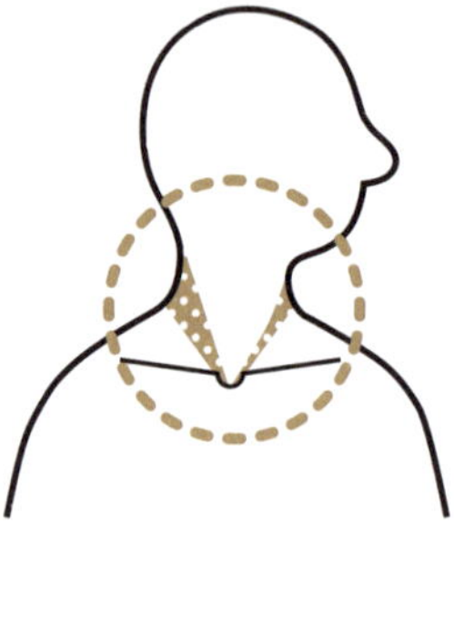

當你使用電腦工作時，是否會在回神的時候，發現自己緊咬著牙呢？

其實，牙齒與姿勢也有密切關係。

當我們緊咬著牙齒時，胸鎖乳突肌會處於緊張狀態而僵硬。胸鎖乳突肌是位於頸部前方的肌肉，與胸部連結在一起。當胸鎖乳突肌變僵硬，擴胸難度會升高，而且肩膀會往內縮，很容易就出現聳肩或駝背的姿勢。

一旦駝背，就無法大口深呼吸，也會讓自己經常處於緊張狀態（即交感神經作用強大）。

重點在於平日就要多加留意，有意識地提醒自己不要咬牙。

當我們全神貫注於工作時，最後難免會對身體施力，可能在不知不覺間就緊咬著牙。雖然咬緊牙關做一件事，是值得肯定的行為，但是如果因此導致身體不適，那就真的是賠了夫人又折兵。

不論做什麼事，成功的前提也一定是擁有健康的身體狀況。因此，為了不讓自己長時間過度緊繃，務必適度休息，讓自己放鬆一下。

平常就養成把舌頭抵在上下牙齒之間的習慣，不要讓自己老是緊咬牙關。此外，休息時大口深呼吸，也是讓身體放鬆的好方法。

圖
2-3

老是「緊咬牙關」，很容易養成聳肩或駝背的不良姿勢

全神貫注工作，
不知不覺就緊咬著牙齒

緊咬牙齒的話，
胸鎖乳突肌會處於緊張狀態

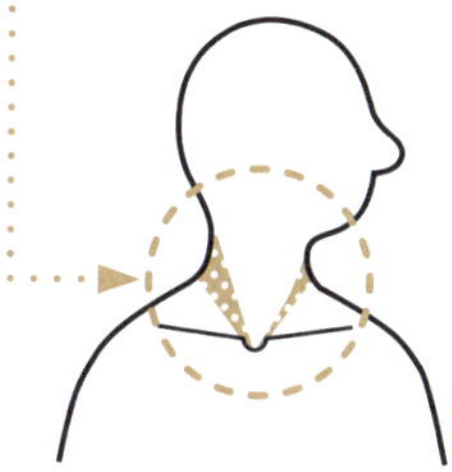

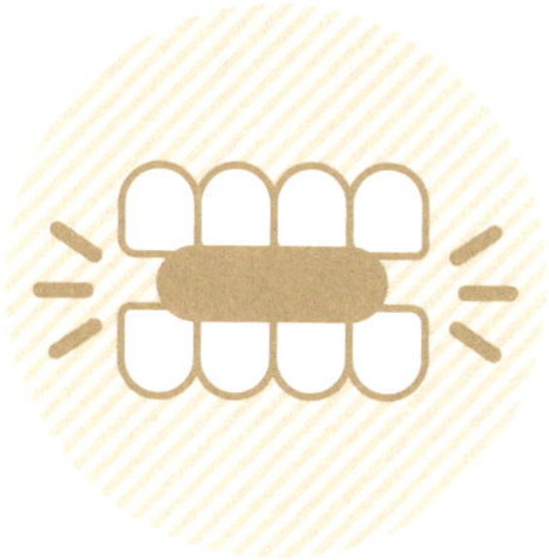

偶爾用上下牙齒輕咬舌頭，
可以避免緊咬牙齒的無意識行為。

提醒自己，定期檢視牙齒狀態。

1

調整自律神經功能的姿勢習慣

④

隨時提醒自己要「胸式呼吸」

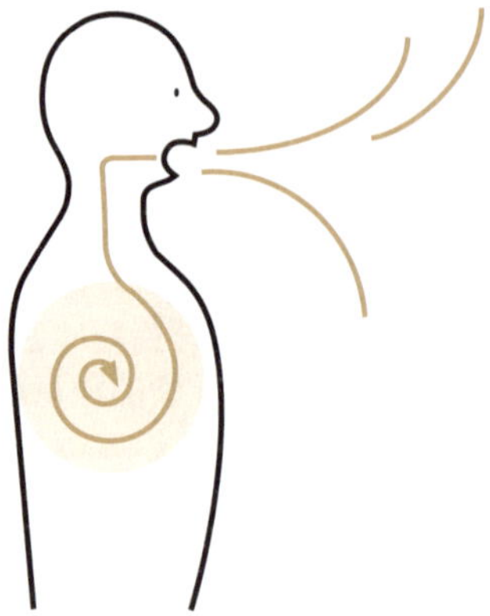

來本院求診的患者幾乎都有個共同點，那就是呼吸短又淺。覺得不適的人，幾乎都有這個徵兆，其實對自律神經而言，呼吸是重要的因素。

此外，呼吸也跟姿勢有密切關係。

當我們駝背，頸部、肩膀或背部肌肉變僵硬時，肺部膨脹的範圍就會縮小，而無法大口深呼吸。

基本上，呼吸短淺時，正是交感神經作用之時。人一緊張，呼吸就會變短變淺，請想像自己一直持續在這樣的狀態。此外，相反地，大口深呼吸時，就是副交感神作用的狀態。請想像我們在泡澡或泡溫泉，全身放鬆，忍不住大口深呼吸的狀態。

我們可以自己控制呼吸，如果持續大口深呼吸，大腦會誤以為現在處於放鬆狀態，就會啟動副交感神經的開關。

我們只要大口深呼吸，就可以輕易地調整自律神經功能。

使用電腦工作時，呼吸容易變淺短，請持續提醒自己要大口深呼吸。

在做具有調整自律神經功能效果的「大口深呼吸」動作時，要縮腹以正確姿勢進行，不是將腹部脹大的腹式呼吸，而是將肺部脹大的胸式呼吸。此時，意識要集中於吐氣的動作，而不是吸氣。將氣吐盡，覺得難受時自然就會吸氣。如果意識只集中於吸氣動作，恐怕會變成呼吸過度，務必小心。

圖
2-4

記住具有調整自律神經功能的呼吸方法

呼吸淺又短	緊張狀態時 （焦慮時等）
大口深呼吸	放鬆狀態 （泡澡時的喘息時光等）

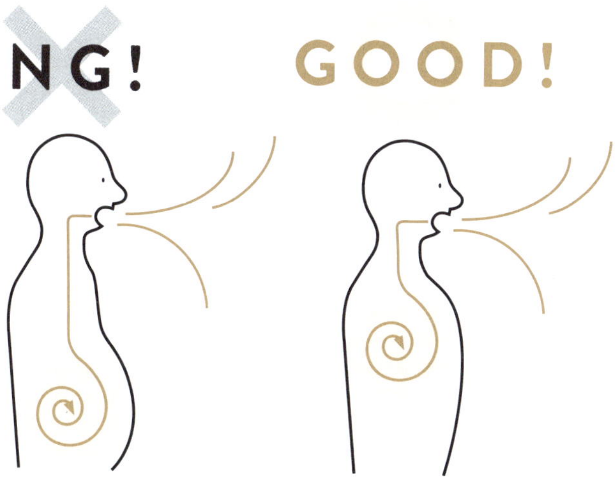

以正確姿勢進行能啟動
副交感神經開關的胸式呼吸（讓肺部脹大的呼吸）

訣竅是將意識集中在吐氣的動作，
而非吸氣動作。

總整理

想調整自律神經功能，姿勢是重要因素。希望背部、肩膀、頸部、包覆頭蓋骨的肌肉、內臟器官、神經作用正常，要提醒自己維持縮腹、背脊挺直的姿勢。

就算背脊保持挺直姿勢，如果頭部從頸部下垂，就會讓背骨承受重力，搭乘大眾運輸交通工具時，請盡可能不要滑手機，不要低頭。為了不讓胸肌僵硬，變成聳肩或駝背的姿勢，還要提醒自己不要緊咬著牙齒。

進行上述動作，維持正確姿勢後，就以這樣的狀態縮腹、擴張肺部，進行大深度的胸式呼吸。

大口深呼吸能鬆弛大腦及肌肉，啟動副交感神經的作用開關。等到你能無意識地大口深呼吸，身體狀況自然也會好轉。

5個習慣

2

調整自律神經功能的運動習慣

2

調整自律神經功能的運動習慣

① 四種坐著就能完成的伸展操

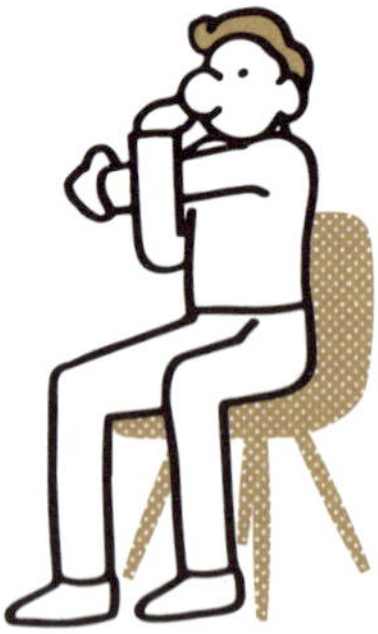

就如前面所述，肌肉會對自律神經造成重大影響（參考P.23），因此，預防肌肉僵硬的運動很重要。

可是，就算突然開始運動，也不會持之以恆。首先介紹可以調整自律神經功能的運動，而且是可以直接在辦公椅上完成的簡易伸展操。內容共有四項，伸展部位是肩膀、頸部、背部及手臂，請務必試看看。

每項伸展操都不難，重點在於做法。伸展操基本原則就是在不會有肌肉疼痛的情況下，稍微伸展肌肉，每個動作維持二十秒至三十秒即可。

靜止的時候，務必維持大口吐氣的動作。如果氣吐盡了，中途再吸氣一次，然後再吐氣。為了提升效果，在伸展時意識要集中於欲伸展的肌肉上。

圖 2-5

坐著就能完成的伸展操①

頸部伸展操

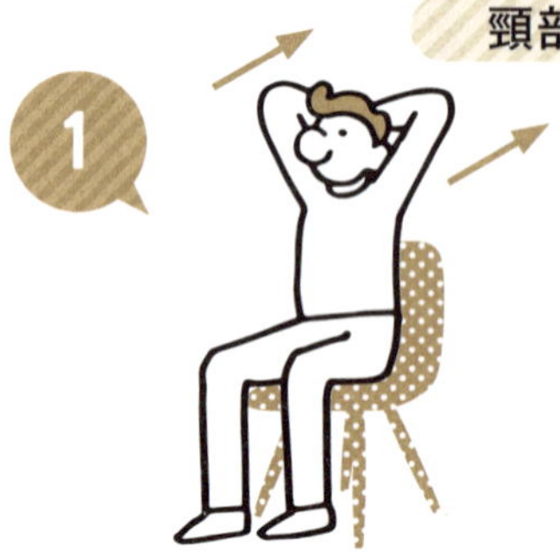

雙手於頸後交握，雙手手肘朝後反弓。

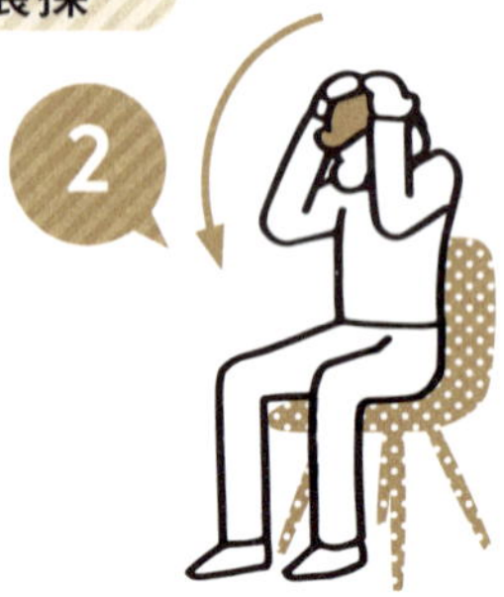

背脊伸直，雙手交握，壓著頭頂後下方，將頭略往下壓。

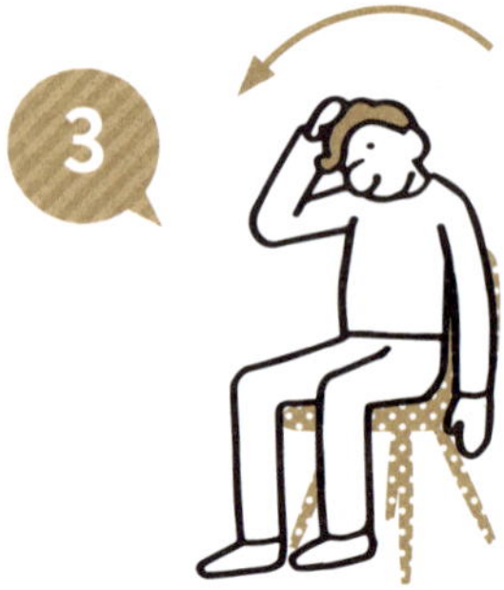

背脊伸直，右手壓著頭頂斜後方，將頭往下壓。（再換另一邊）

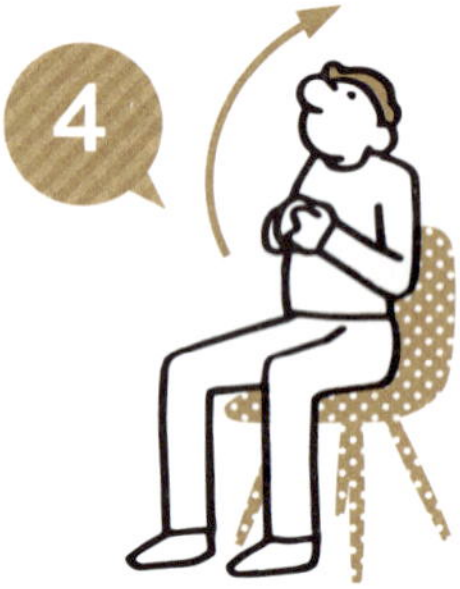

雙手交握，壓在胸前，雙臂收緊，頸部朝後倒。慢動作地轉動頸部，伸展前頸肌肉。

消除肩膀四周的緊張感

圖
2-6

坐著就能完成的伸展操②

肩膀伸展操

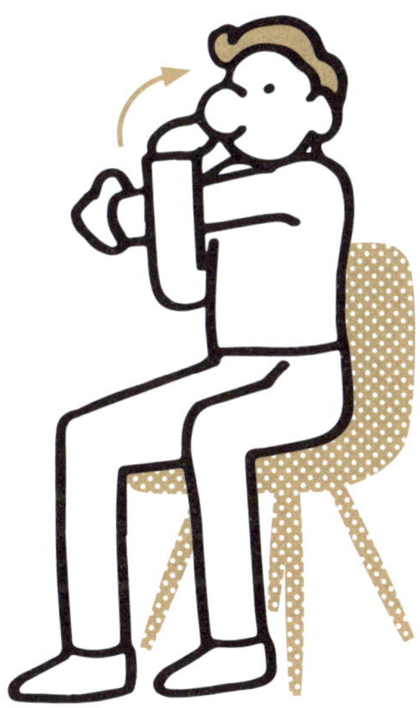

兩手伸直，左手放到右手手肘的內側上，右手彎起呈直角，放鬆左肩。（再換另一隻手）

伸展時要看著雙手，
手臂轉動角度不宜太大。

圖
2-7

坐著就能完成的伸展操③

手臂伸展操

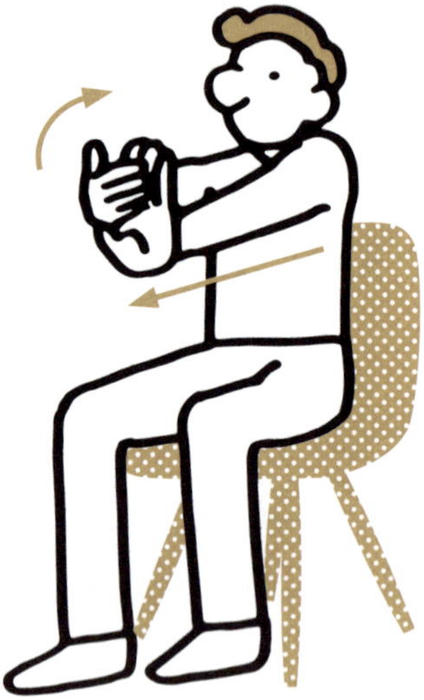

左手往前伸直，手指朝上，手掌朝外，使用右手將左手的手指往自己的方向壓。（再換另一隻手）

鬆弛因伏案工作變僵硬的手臂肌肉。

圖
2-8

坐著就能完成的伸展操④

背部伸展操

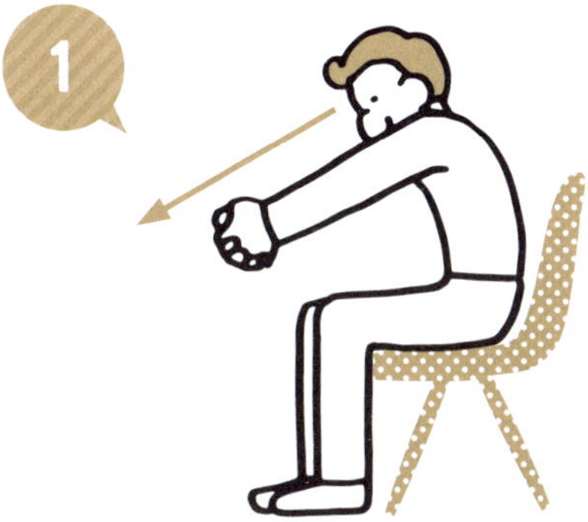

雙手往前伸直、交握，意識集中於肩胛骨之間的肌肉，予以伸展，將身體往前突出。

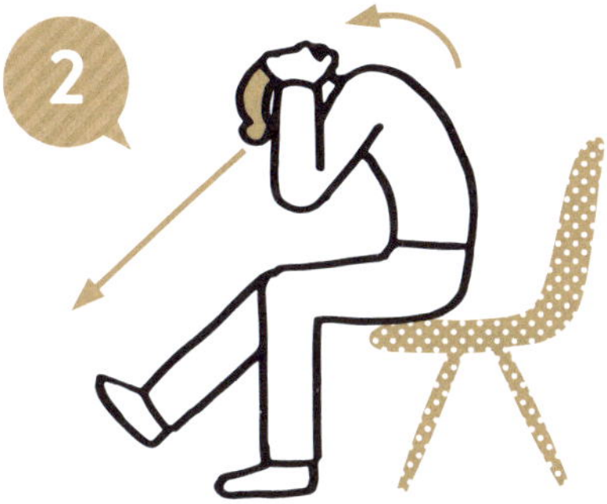

臀部坐椅面 1/2 處，右腳往前伸直。
雙手抱頭，同時上半身朝著往前伸的右腳腳尖傾倒。
（再換另一隻腳）

舒緩不易伸展的肩胛骨周邊肌肉。

2

調整自律神經功能的**運動**習慣

②
手臂大幅度擺動，
邁開步伐快速走路

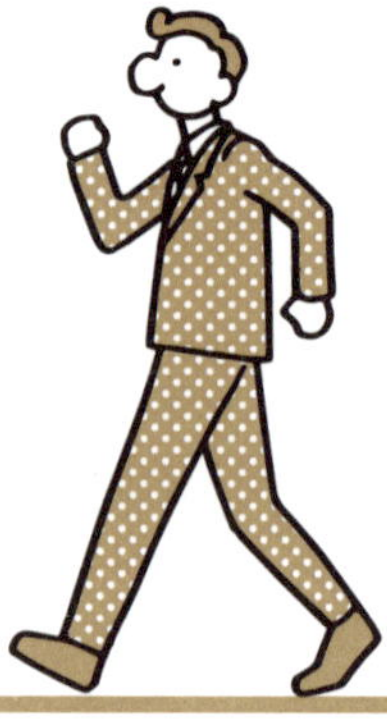

如果有可以在日常移動時進行的運動，那麼就不用特別去到健身房、不用特別花時間，真是一舉兩得。

建議各位利用走路方式的改變來達到運動的效果。

只要姿勢正確，大幅度擺動手臂，並且邁開大步快走，就是可以調整自律神經功能的有氧運動。

慢走稱不上是運動，快走才能達到有效率的運動效果。

並且，盡量不要搭電梯或電扶梯，多爬樓梯，或者不搭公車或計程車，勤走路或以腳踏車代步，如果搭乘電車，則不要全程坐著，盡量安排有幾站是站著的。

搭乘電車時，盡量不要抓吊環，也不要靠門站立，配合車子的搖動試著讓身體取得平衡，這樣就可以鍛練體核心肌群。

就算是平常生活，只要將意識集中於身體，就可以隨時運動。

就算每天的移動路線一樣，只要改變你的運動觀，就可以利用零碎時間運動，達到強健身體的目的。現在開始就把每天的移動時間定義為「順便運動」的時間吧！

圖
2-9

建立「順便運動」的觀念

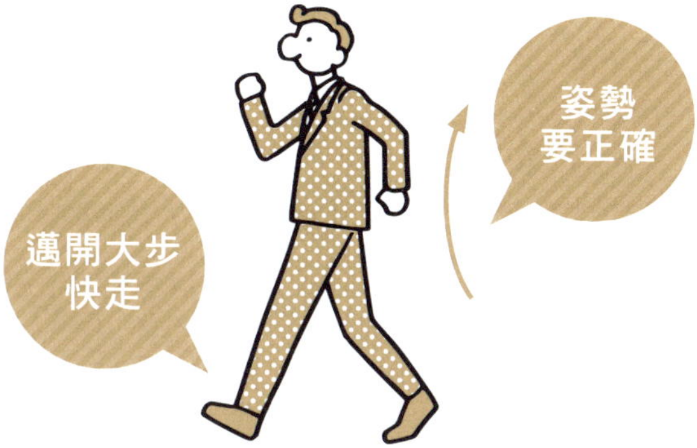

邁開大步
快走
姿勢
要正確

其他……

乘車時
不要抓吊環

不搭電梯或電扶梯

養成不浪費時間的運動習慣，

調整自律神經功能，強健身體。

把移動時間轉換成
「有氧運動時間」！

2

調整自律神經功能的**運動**習慣

③

躺在床上消除身體的緊繃感

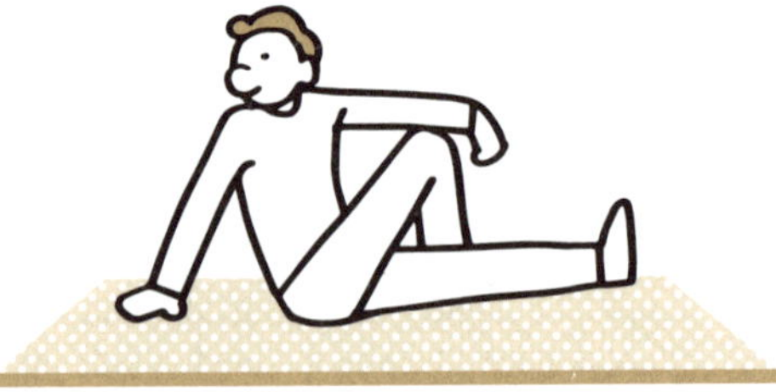

睡前做做伸展操，可以減緩一天下來肌肉所累積的疲倦感，還能調整自律神經功能。消除或鬆緩肌肉的緊張感與僵硬感，對於在睡覺的時候消除疲勞很有助益。明明很累卻什麼都不做就上床睡覺，以及做了伸展操後再睡覺，這兩種情況的翌日倦怠感會截然不同，後者還可以預防倦怠感日積月累。

不過，如果選擇許多高難度的伸展操，會覺得麻煩而無法持續。在此介紹幾招簡易伸展操。

我想應該有人會自行揉捏肌肉，可是，如果揉捏力道太強，肌肉會反撲，反而更僵硬，所以不建議過度揉捏肌肉。

在此傳授各位可以躺在床上進行消除肌肉緊張感的伸展操。

本院也勸導患者把伸展操當成居家自我調養的方法而確實執行。在做伸展操時，希望遵守前述的伸展操基本原則。

基本原則就是在不會有肌肉疼痛的情況下，稍微伸展肌肉，每個動作維持二十秒至三十秒即可。

在一天的尾聲舒緩緊繃的身體，一定可以提升睡眠品質。請各位務必嘗試看看。

圖
2-10

睡前可以做的伸展操①

腰部伸展操

如果可以，最好搭配「坐著就能完成的伸展操」一起，效果更好。

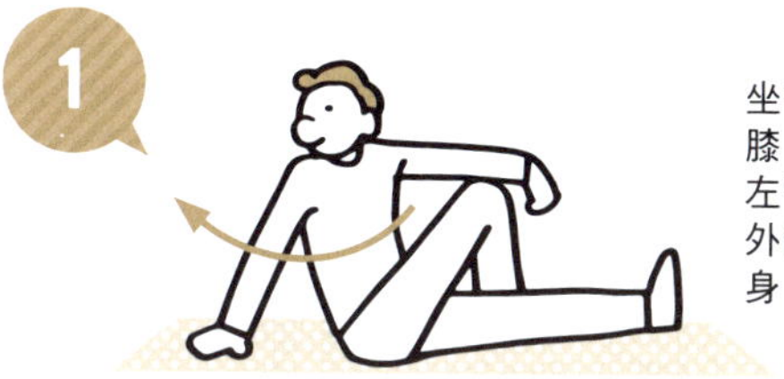

坐在地板，左腳伸直，右腳曲膝，並跨到左腳的膝蓋外側。左手手肘輕輕頂在右腳的膝蓋外側，保持這個姿勢扭轉上半身。（再換另一邊）

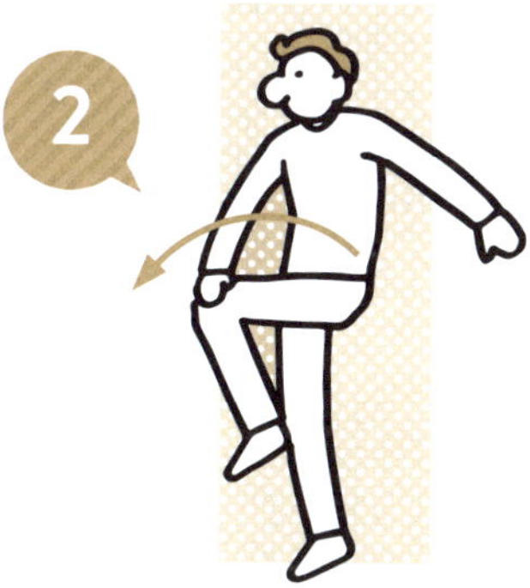

全身平躺，右腳伸直，左腳曲膝，上半身朝右腳外側扭轉。右手壓著膝蓋，讓左腳膝蓋盡量貼近地板。（再換另一邊）

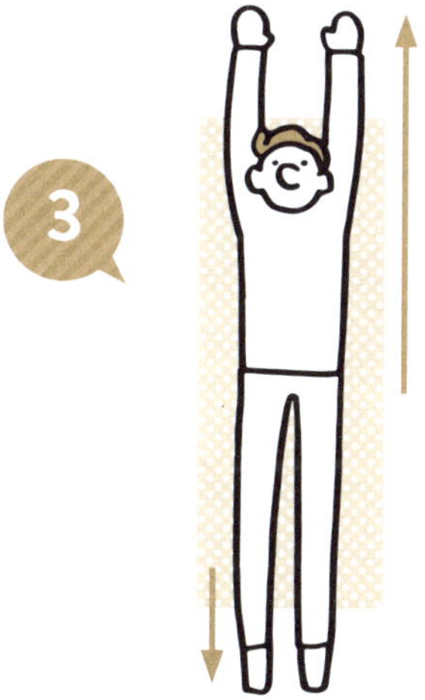

全身平躺，雙手往上伸直。腳尖和手都伸展到極限。讓全身直到腳踝徹底伸展。

消除因長時間坐姿引起的腰痛！

圖 2-11

睡前可以做的伸展操②

髖關節伸展操

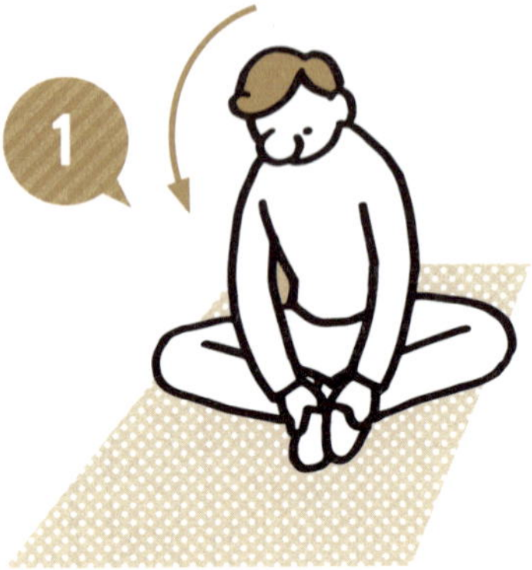

坐在地板上，像要將髖關節張開般，使用雙手將雙腳腳掌貼合，上半身往前倒。

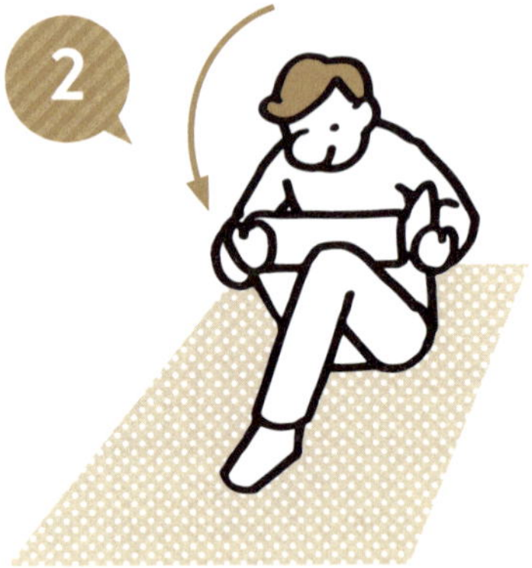

維持坐姿，左腳屈膝踩地，右腳曲膝，將腳踝置於左腳膝蓋上面。雙手抱著右腳，將上半身往前倒。（再換另一邊）

將體內囤積的廢物排出去吧！

圖
2-12

睡前可以做的伸展操③

腿的伸展操

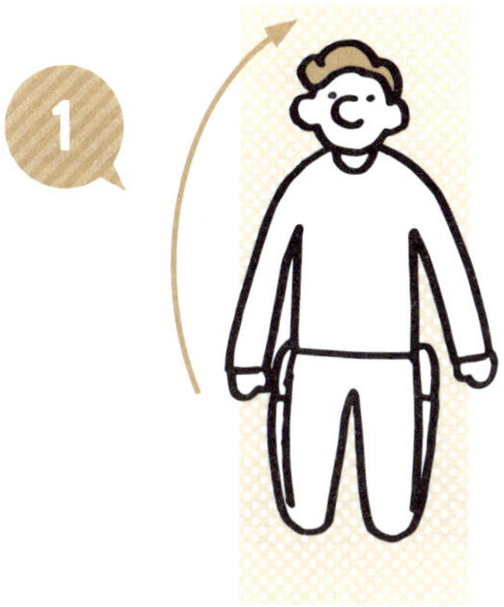

跪坐在地板，然後往後躺下，讓臀部放在雙腳腳跟上。意識集中於大腿前側的伸展，盡量伸直。

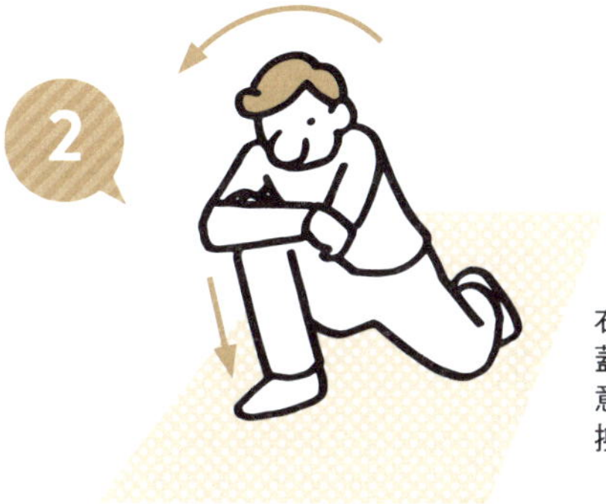

右腳屈膝踩地，雙手撐在右腳膝蓋上，把整個身體重量放上去。意識集中於左小腿的伸展。（再換另一邊）

睡覺前消除雙腿的疲勞吧！

2

調整自律神經功能的運動習慣

④ 進行有氧運動

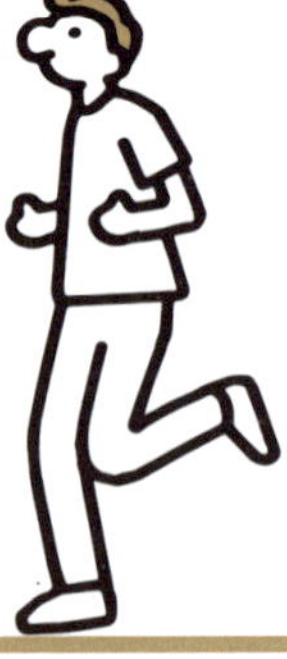

哪種運動是有益自律神經功能的高效有氧運動呢？

第一個條件是，**左右均等活動的運動**。偏單側的運動容易導致身體歪斜，這也是自律神經失調的原因。左右均等的運動不會讓身體歪斜，是非常適合用來調整身體不適感的運動。

第二個條件是，**節奏固定的運動**。節奏固定的運動能促進血清素分泌，血清素是讓副交感神經作用變活絡的激素。

走路、騎腳踏車、游泳、跑步就是符合上述兩個條件的運動。這些運動是活動量左右均等，且在固定節奏下進行的運動，也是最適合用來調整自律神經功能的運動。而且，這些運動有個共同的優點：方法簡單，隨時隨地可做。最近也有二十四小時營業的健身房開幕，相較於以前，運動機會是更加唾手可得。

這些運動中，特別推薦的項目是走路運動。

相較於其他運動，走路運動有個特徵，就是身體的負荷力不會太強大，而且是最方便進行的運動。

建議各位搭乘大眾交通運輸工具時，提前一站下車，走路到公司；下班時走到前一站，再搭車回家，這就是所謂的「順便運動」。不過，不能像散步那樣慢慢地走，要將意識集中於走路這件事，手臂大幅擺動，並邁開大步快走。大步快走到微喘、微汗的程度，等於進行適量的有氧運動，氧氣會順暢地竄流全身。

進行有氧運動時，千萬不要過度勉強。

患有自律神經失調症的人，都有點強迫症，總是過度自我要求，每當我告知這樣的患者「請運動」時，許多人都會運動到累壞身體的地步。其實這類患者的身體比自己所想的還要脆弱，要提醒自己絕對不要有所勉強。

圖
2-13

何謂高效的有氧運動？

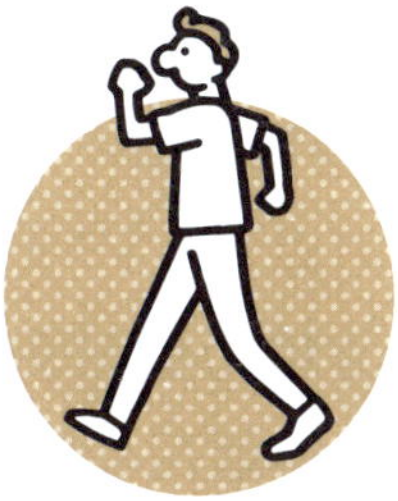

走路

騎腳踏車

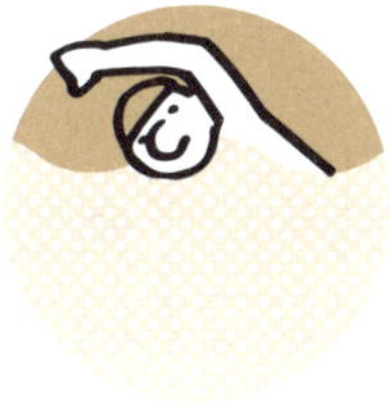

游泳

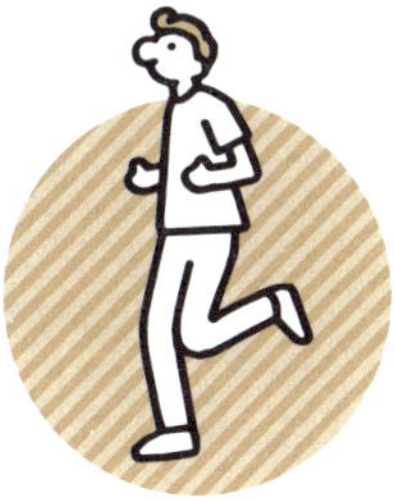

跑步

- ☐ 左右均等地活動身體
- ☐ 固定節奏的運動

→ 請選擇符合這兩個條件的運動來調整自律神經

不要有所勉強，
配合自己的情況來運動。

調整自律神經功能的運動習慣

總整理

伸展操是具有調整自律神經功能效果的運動。終日伏首辦公桌前坐著工作，肌肉會變僵硬。你可以安排在固定時間運動，或是察覺自己身體有點僵硬的時候，再運動也行。所以，坐著就能完成的伸展操是最佳建議。

社會人士通常挪不出時間來運動。因此，建議利用通勤時間做有氧運動，有效率地利用時間養成每天運動的習慣。為了不讓今天的疲倦感留到明天，為了擁有熟睡的睡眠品質，恢復體力，睡前要做伸展操，鬆弛緊繃的身體。

走路、跑步、騎腳踏車和游泳等，都是可以均等活動左右肌肉的有氧運動，不會讓身體變歪斜，又能改善自律神經功能。平日應該積極從事這些運動，最好養成習慣。

5 個 習 慣

3

調整自律神經功能的飲食習慣

3

調整自律神經功能的飲食習慣

①

每天攝取
兩公升的水分

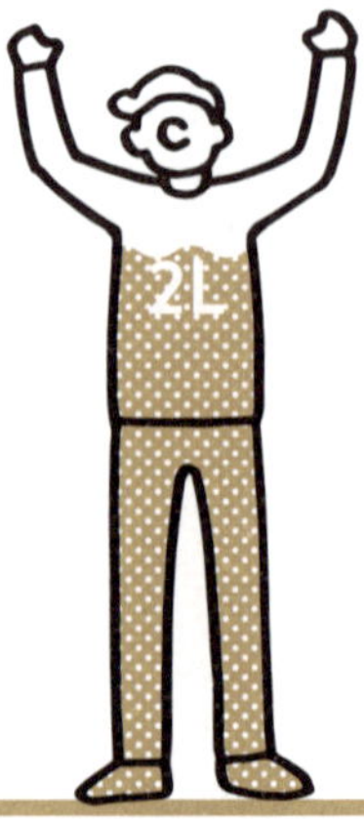

我們一天該攝取多少水分呢？

如果問這個問題，會有許多人回答：「我喝很多水，一天喝一公升的水。」不過，很遺憾，從一日的應攝取水分來看，這樣還是不夠。每天的水分攝取量最少是一・五公升。適當份量是兩公升左右。

本院也有為患者進行內臟功能調整的治療，從這些臨床經驗得知，訴求有自律神經失調的患者，他們每天攝取的水量都不足一・五公升，而且內臟功能都有虛弱的現象。從導致自律神經失調的結構因素來看（參考 P.78），當內臟功能虛弱，自律神經就會失調。

不過，各位聽過「內臟功能不佳的原因在於水分」的說法嗎？胃就是絕對需要水分的器官代表。我們吃進去的食物會在胃裡被消化，然後再被運送至各器官，這時候就需要水分。

內臟功能正常運作時，就是副交感神經作用之時；內臟功能不佳的時候，就是交感神經活絡之際。因為內臟器官與自律神經有關聯作用，當內臟功能虛弱時，就會出現胃痛、反胃、食欲不振、腹瀉和便秘、容易放屁、疲倦感無法消除、皮膚病、頻尿、懼冷症、潮熱、水腫等自律神經失調的症狀。還有，大家可能不知道，失眠也是因內臟功能虛弱引起的。

當內臟器官因水分不足而功能虛弱，如果能攝取到一．五公升的水分，功能就會恢復正常。擔心無法每天都喝足這麼多水的人，可以一小時喝一杯水，一杯水的份量就訂在兩百毫升。於是，八個小時喝八杯水的話，就等於攝取了兩百毫升×八杯，也就是一．六公升的水分。只要有意識地提醒自己該喝水，要達到標準並不難。有前述自律神經失調症狀的人，一定要積極補充水分。

圖
2-14

水分攝取不足，內臟功能會不佳

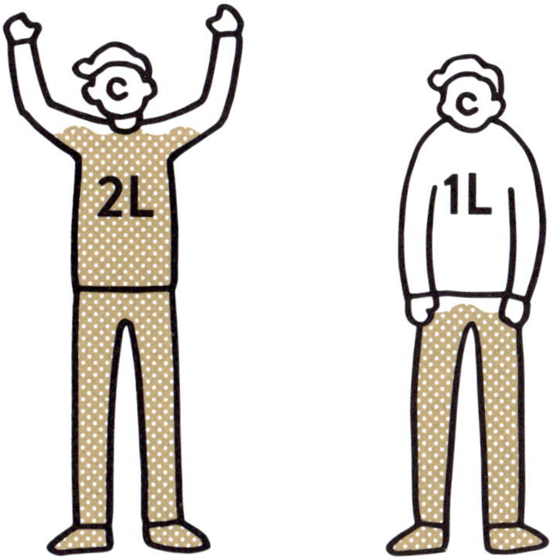

身體必須的理想水分份量

一・五公升～兩公升！

水分攝取不足，內臟功能會變虛弱，
自律神經會失調。

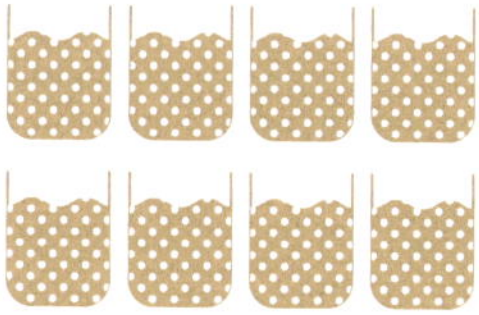

覺得上述水分標準量太多的人，
如果能維持一小時喝兩百毫升的水，
就不會覺得水喝太多，
也能輕易達到目標。

請記住，
水是啟動內臟功能運作的燃料。

3

調整自律神經功能的飲食習慣

②

重新檢視鹽分攝取過多的生活

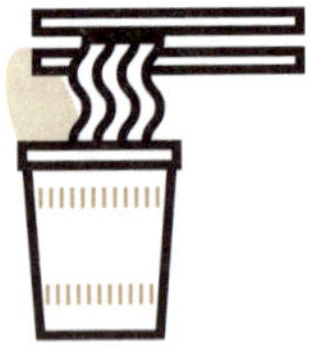

如果你出現自律神經失調症狀，應該重新檢視鹽分的攝取量。

當鹽分攝取過多，腎臟功能特別容易變差，胃功能也會變差。腎臟的功能是過濾血液、調整血壓、分泌造血激素。所以，腎臟是與血液及體液關係密切的器官，如果腎臟孱弱，就會出現懼冷症、潮紅、水腫等自律神經症狀。

大家尤其要小心外食，外食通常鹽分多。以目前的飲食型態而言，應該有許多人一日三餐都是外食吧？

如果能自己下廚，烹煮鹽分適量的三餐是最理想的形式，但是現代人生活忙碌，不可能完全戒斷外食。所以，首先不妨就從避開拉麵、烏龍麵等鹽分較高的麵類餐點開始吧！

因為這些麵湯含有鹽分過多，很容易就攝取過量。一旦鹽分攝取過量，就會加重腎臟排出鹽分的工作量，對腎臟造成額外負擔。

當腎臟功能變弱，血壓會升高，血液循環也會變差。血液循環一差，腎臟負擔就會加重。此外，過量鹽分會損傷胃壁，身體會更加虛弱。內臟功能變差，會大幅打亂自律神經的活動功能。加上本來內臟功能就弱，惡性循環之下，只會帶來更嚴重的後果。

除了麵食，所有的外食餐點、泡麵、洋芋片等零食、冷凍食品或真空包裝食品，通常鹽分含量都過高。請特別留意重口味的調味、可長期保存的加工品以及醬油、味噌、沙拉醬等調味料，千萬不要攝取過量。

圖
2-15

鹽分會削弱腎臟功能

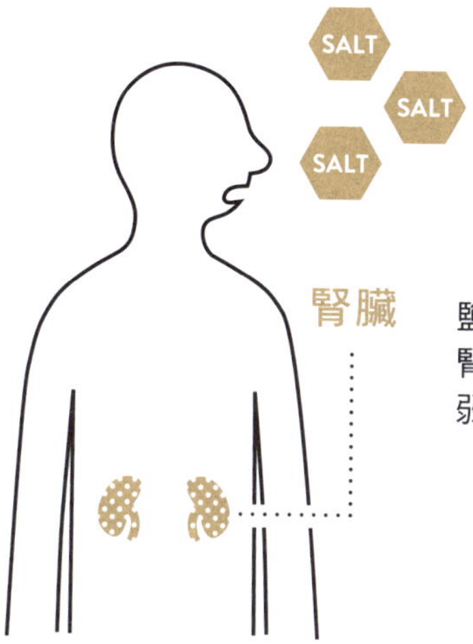

鹽分攝取過多，會加重腎臟的工作量，進而削弱腎臟功能。

高鹽飲食絕對

NG

拉麵　真空包裝食品　洋芋片

經常外食的人更要多加注意。

3

調整自律神經功能的飲食習慣

③

遠離巧克力或甜食

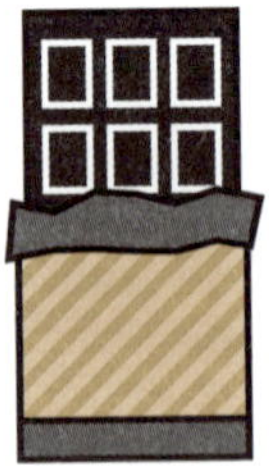

當你覺得肚子餓時，是否會突然很想吃巧克力或甜食呢？巧克力其實含有大量咖啡因、糖分及油脂，只是大家都疏忽了這一點。

在我還是一名上班族時，到了傍晚就會覺得有點累，肚子也會有點餓，這時我會吃巧克力，也會跟同事分享，這樣的情景在職場很常見。

常聽人說：「累的時候就會想吃點甜的」，可是，在你累的時候突然吃了甜食，血糖會快速上升。當血糖快速上升，身體就會分泌降低血糖的胰島素。胰島素產生作用之後，血糖就會下降。我們人體就是靠這個程序在控制血糖。胰臟和肝臟是掌控胰島素分泌的器官。

胰臟是掌控消化的器官，肝臟的工作是分解疲勞物質及毒素。萬一這兩個器官為了降血糖而過勞，功能變弱的話，消化吸收功能會變差，也無法消除疲勞。結果，其他器官的功能也會變弱，導致自律神經失調。務必要戒掉上班時間吃巧克力或甜點的習慣。

那麼，哪些食物有益自律神經呢？香蕉或地瓜都是上榜食物。這些食物能抑制血糖突然升高，覺得肚子餓時，可以吃這些食物。而且，相較於巧克力等的甜點，這些食物更容易有飽腹感，也能滿足吃到甜食的需求感。

圖
2-16

小心會讓血糖突然升高的
巧克力或甜點

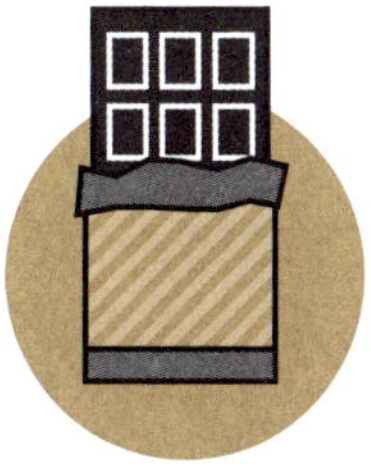

富含糖分及油脂！

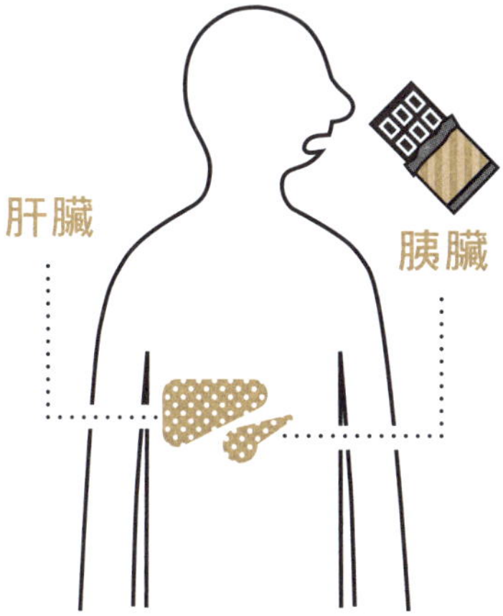

為了降低突然升高的血糖，
肝臟和胰臟會過勞工作，
而使功能變弱。

上班時覺得肚子餓的話，
建議攝取血糖不易上升的食物。

3

調整自律神經功能的飲食習慣

④ 換成低 GI 值食品

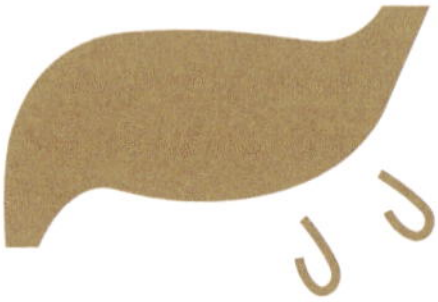

各位是否因為方便，所以三餐以麵包裹腹？使用精製白麵粉製成的麵包，其實是所謂的高ＧＩ值食品。

ＧＩ值是升糖指數（Glycemic Index）的英文縮寫，就是表示血糖上升程度的數據。

高ＧＩ值食品就是糖分高，而且會快速分解糖分的食品。就如前所述，當血糖突然快速上升，就會分泌胰島素，目的是為了降血糖。掌管胰島素分泌的器官是胰臟和肝臟。胰臟是掌管消化功能的器官，當胰臟功能衰弱，胃功能也會變差。肝臟負責分解毒素及疲勞物質，如果肝臟一直努力地分解糖分而過勞，身體的疲倦感也會難以消除。

高ＧＩ值食品會讓血糖快速上升，讓內臟功能變弱。

當某器官功能變弱，其他器官就會想要予以輔助，導致所有器官功能都變弱。所有器官功能都變弱的話，可能會導致自律神經失調，所以維持內臟器官正常運作是非常重要的。

吐司、麵包類食物的GI值高，如果要吃麵包，建議選擇全麥麵包或裸麥麵包等不易消化的低GI值麵包，而且從自律神經保健觀點來看，這些低GI值麵包比較不會讓內臟器官有負擔。

糙米、蕎麥、冬粉等，也是低GI值食物。只要把主食換成這些食物，就能有益自律神經功能，請各位務必要嘗試看看。

圖
2-17

GI 值

||

升糖指數（Glycemic Index）的英文縮寫

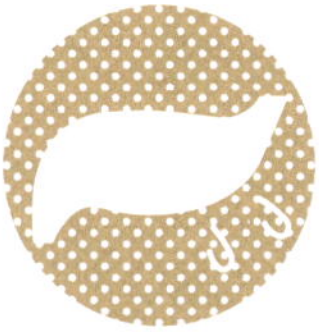

一旦吃了高 GI 值食品，
會促使血糖突然升高，
削弱內臟器官功能。

低 GI

- 蕎麥
- 冬粉
- 糙米

……等

高 GI

- 麵包
- 白飯
- 麵類

……等

換成低 GI 食物吧！

**試著把主食的麵包或飯，
換成低 GI 食物吧！**

3

調整自律神經功能的飲食習慣

⑤ 戒咖啡因

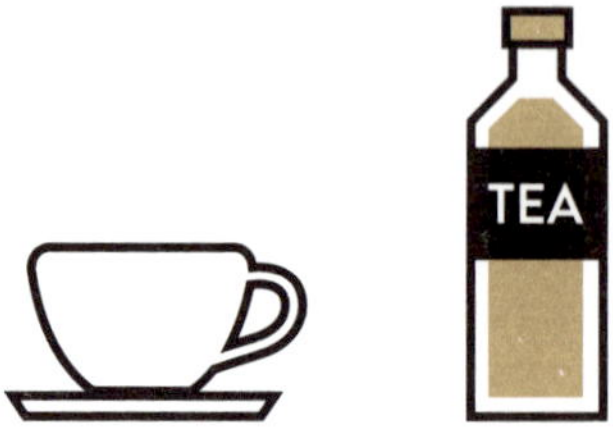

大家是否每天早上都會喝咖啡或茶呢？我想應該有許多人為了讓腦袋清醒，都養成了喝這些飲品的習慣。然而事實上，這些飲品所含的咖啡因正是導致現代人自律神經失調的原因之一。

咖啡因具有讓交感神經作用處於優勢的功效。交感神經作用會產生清醒效果，讓頭腦清晰；可是，在交感神經作用處於優勢的同時，自律神經也開始失調。因此，患有慢性疲勞或無力感等自律神經失調症狀的人，建議戒斷所有含咖啡因的飲品。

利用咖啡或茶來讓自己提神、醒腦、啟動身體開關的人，是透過咖啡因的覺醒作用，讓自己有精神與體力，事實上你已經處於過度勞動身體的狀態。

還有，在戒斷時，絕對要徹底戒斷，這個觀念非常重要。咖啡因有成癮性，如果在戒斷中途又喝了，那麼恐怕會戒不了了。

咖啡、紅茶、綠茶、可樂、可可亞、提神飲料等，都是含咖啡因的飲品。

最近市面也推出零咖啡因的咖啡，就換成不含咖啡因的飲品吧！

咖啡因之類的飲品與現代人的生活有著根深蒂固的關係，或許你會認為要戒斷很難。不過，只要平日要喝飲料時，先想一想是否含有咖啡因，就可以自然地避開，你的身體狀況也會大幅改善。請一定要實踐這個方法。

圖
2-18

你是否攝取過量的咖啡因？

咖啡

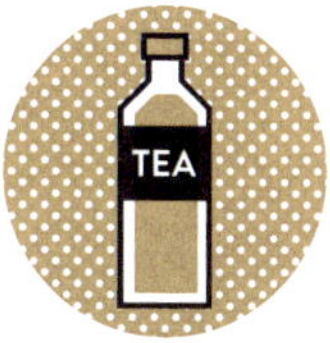

紅茶、綠茶等

平常不曾在意的飲品中，
其實多數含有咖啡因。

為了抑制覺醒效用，
請換成不會刺激交感神經的
零咖啡因飲品！

零咖啡因咖啡

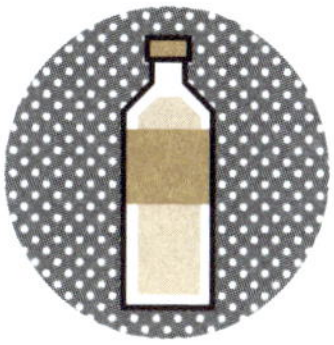

水

當你覺得身體慢性不適時，
不妨毅然決然戒斷咖啡因。

調整自律神經功能的飲食習慣

總整理

想提升內臟功能，每天要喝一．五公升至兩公升的水。高鹽飲食會讓腎臟有負擔，也可能導致自律神經失調。為了預防這些現象發生，最好避開拉麵、烏龍麵、零食等高鹽食物。

當你覺得累，卻吃了巧克力或甜食的話，血糖會上升，加重胰臟和肝臟的負擔。請換成低 GI 值的香蕉或地瓜。

過度仰賴咖啡或提神飲料的覺醒作用，會導致自律神經失調。當你發現自己有慢性疲勞症狀，就要戒斷咖啡因飲品，換成零咖啡因的飲品。

5 個 習 慣

4

調整自律神經功能的

睡眠習慣

4

調整自律神經功能的睡眠習慣

①
養成「休息」的習慣

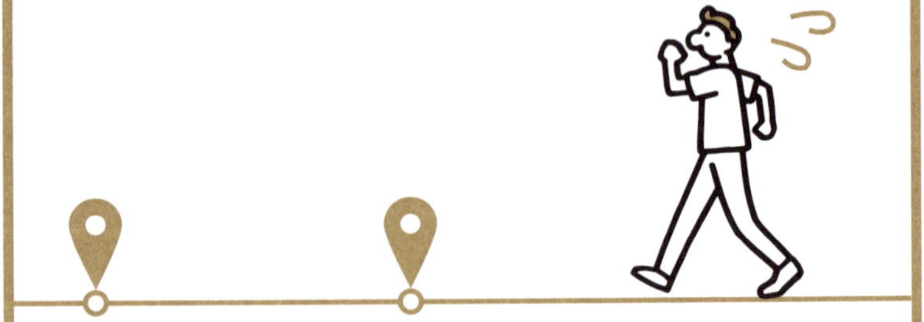

到目前為止，介紹了姿勢、運動、飲食等，所謂的活動習慣。接下來這個單元將提及非活動習慣，也就是休息的習慣。

如果有人告訴你要改善休息方式，應該會有許多人摸不著丈二金剛，不曉得該怎麼做吧？

會有這樣的反應也是理所當然。一到假日，大家就會躺在床上或沙發，無意識地看電視、滑手機；下班後回到家就直接上床睡覺，對於休息這件事，沒有人會有意識地且有計畫地實施。

可是，只要稍微改變一直以來的生活型態，就能重拾活力健康的生活。因為歸根究柢後，就是不正確的生活習慣，導致自律神經失調。

我希望大家一定要知道，**只要改變生活模式，就可以調整自律神經功能。**

「覺得累才睡覺，不覺得累就不休息」的休息方式是很危險的。現在，務必重新審視一直以來你所認為的「休息」習慣，一定要有意識且計畫性地安排休息方式。

一旦養成有益自律神經的良好生活習慣，往後不適的惡魔便不會再找上門，每天都會神采奕奕。

圖
2-19

改變「休息」的觀念！

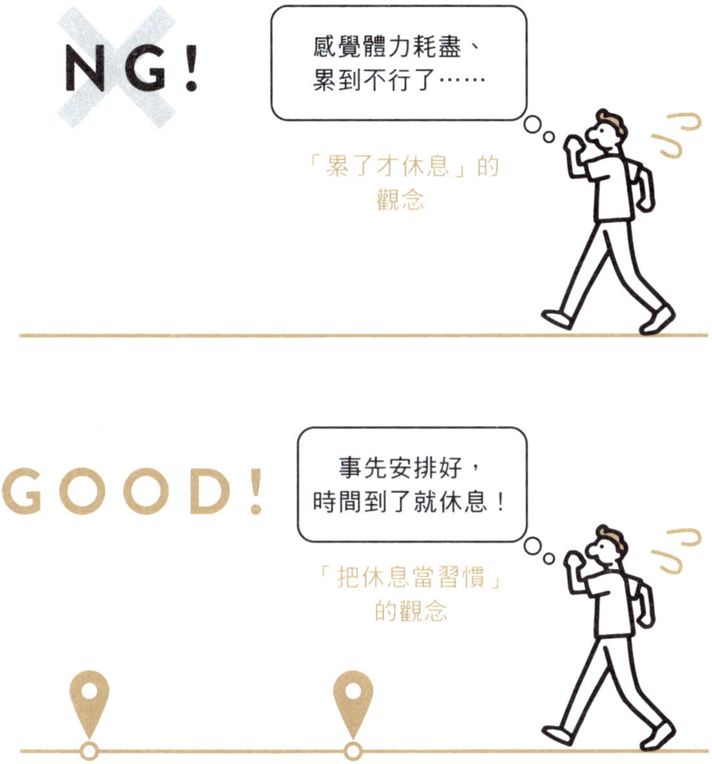
NG!
感覺體力耗盡、
累到不行了……
「累了才休息」的
觀念
GOOD!
事先安排好，
時間到了就休息！
「把休息當習慣」
的觀念

注重休息時間，
目的是改善生活！

懂得規畫「休息」時間，
才稱得上是一百分的現代人！

4

調整自律神經功能的睡眠習慣

②
每天固定時間起床，
做日光浴

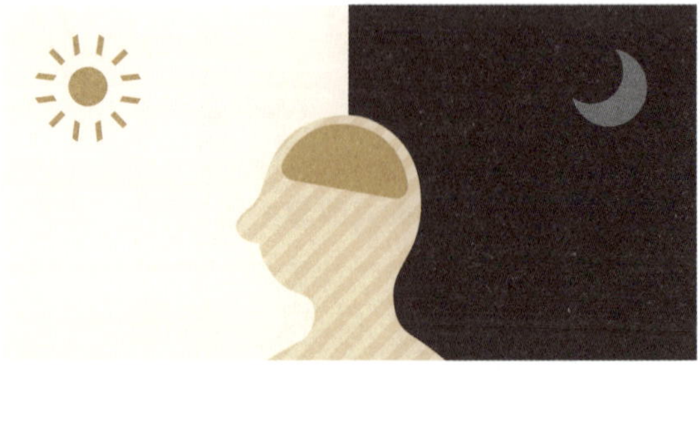

希望擁有規律的生活作息，一定要擁有優良的睡眠品質。在調整自律神經功能時，取得優質睡眠、消除疲勞並恢復體力是非常重要的一環。因此，一定要調整你的生理時鐘（Circadian Rhythm）。

想擁有優質睡眠，必須活絡有助好眠的激素，也就是褪黑激素的分泌能力。被喻為「幸福激素」的腦部神經傳導物質血清素，是活絡褪黑激素分泌能力的關鍵物質。天黑之後，身體會將血清素轉換成褪黑激素。因此，要活絡褪黑激素的分泌功能，首先必須讓血清素充足分泌。

如果血清素分泌充足，副交感神經作用會變好，人也會容易有幸福的感覺。

不過，血清素無法在體內儲存，必需每天在體內製造。具體說來，當「色胺酸」、「維生素B_6」、「碳水化合物」三種營養素攝取不足時，就無法製造血清素，所以務必從食物中攝取足夠的營養素。

牛奶、優格、起司等乳製品或大豆製品富含色胺酸。地瓜富含維生素B_6。吃沙丁魚的話，可以同時攝取到色胺酸及維生素B_6。白米是碳水化合物食物的代表。**香蕉是這三種營養素皆具的食物。**只要一天吃一根香蕉，體內就會分泌血清素。

此外，血清素本身有個特性，當陽光射入眼睛裡的話，其分泌量會增加，所以日光浴非常重要。如果每天能在固定的時間睡覺，在固定的時間起床，生活作息就會有規律，自律神經也能正常運作。

圖
2-20

調整生理時鐘（Circadian Rhythm）

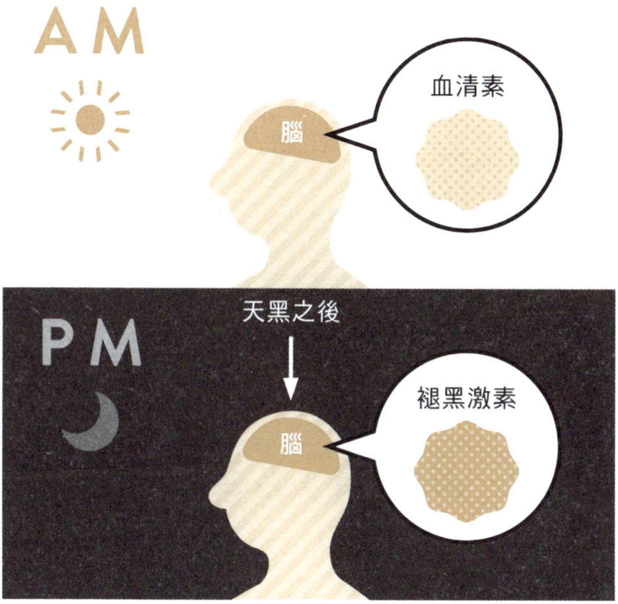

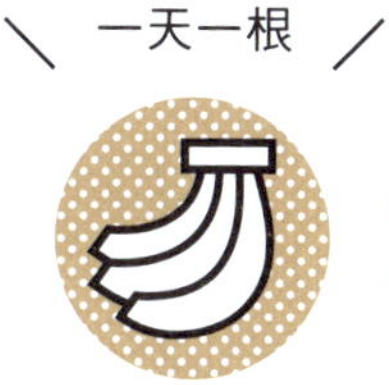

吃香蕉就可以同時攝取到
促進血清素生成的三種營養素

調整生理時鐘，
自然就能培養出正確休息的體質！

4

調整自律神經功能的睡眠習慣

③

在朝陽的照射下走路運動

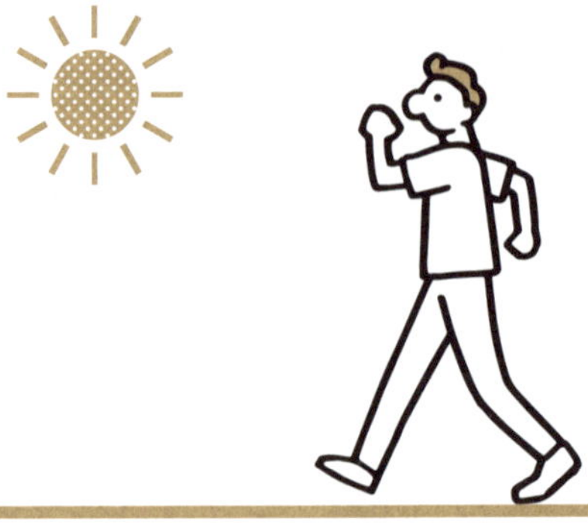

前一個單元提及，刻意曬太陽是非常重要的事。在此介紹一個方法，讓你可以輕鬆且有效地把曬太陽這件事融入你的日常生活中。這個方法就是養成走路的習慣。

走路是以固定的節奏在活動身體，也可以說是一種規律運動。

血清素有個特徵，在規律且重複地緊縮及鬆弛肌肉的狀態下，可以促進分泌功能，提高分泌量，因此，走路運動可以達到日光浴及規律運動的兩種成效，可以說是有利血清素分泌的運動。

前面提過要打造「順便運動」的時間，走路就是最佳選擇。

換言之，如果能在早上的移動時間走路運動，等於做了有氧運動與日光浴，而且走路是一種規律運動，可以培養出容易分泌血清素的體質，走路運動確實是改善自律神經功能的高效率習慣。

當體內分泌血清素，天黑以後會轉換為褪黑激素。有大量褪黑激素形成的話，睡眠品質也會變好。

此外，利用早上通勤時間進行日光浴，可以重新設定與調整生理時鐘。早晨六點半至八點半左右的朝陽陽光，具備調整生理時鐘的功效，為了維持規律的生理時鐘，每天在朝陽下進行日光浴是最有效的方法。

如果能利用通勤時間完成日光浴與走路運動兩件事，你就可以輕而易舉培養出優質的生活習慣。

圖
2-21

朝陽日光浴的效果是一舉三得！

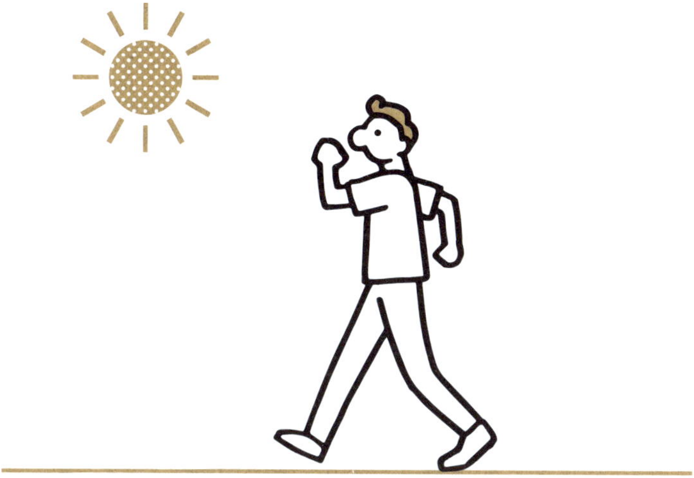

三個優點是什麼？

- □ 規律運動
- □ 分泌血清素
- □ 日光浴

三個目的同時完成！

**養成提早一站下車，
多多走路的習慣！**

4

調整自律神經功能的睡眠習慣

④ 好好安排「就寢前的一個小時」

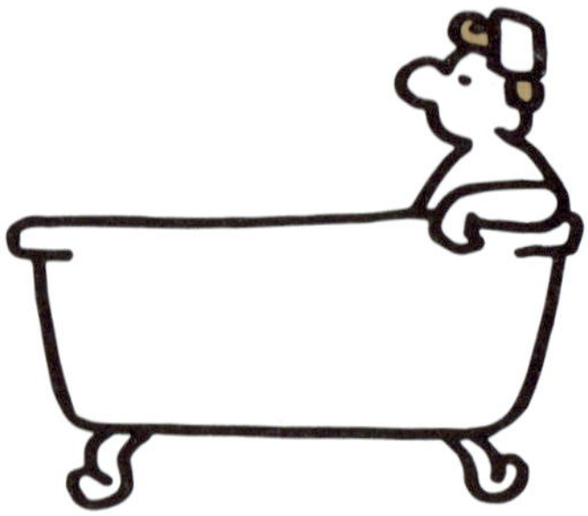

想要提升睡眠品質的話，我們該做些什麼呢？

首先，請在睡前一個小時沐浴吧！還有，不要只是沖個澡就結束，請放鬆心情好好泡個澡，溫暖身體。

泡完澡後，體溫會上升，然後在一個小時內，體溫會漸漸下降。事實上像這樣「體溫下降的時候」正是最適合就寢的時間點。

此外請記住，沐浴後一個小時到睡覺前的這段時間，不要滑手機。

手機螢幕的背景光是LED光。LED會釋放強烈的藍光，這種藍光會刺激大腦，讓我們處於興奮狀態。

鑽進被窩後，在大口深呼吸的同時，請把手放在額頭上。當你持續大口深呼吸三至五分鐘，大腦會誤以為「現在是放鬆的時刻」，啟動副交感神經的開關。於是，你就可以真正放鬆地進入夢鄉。

這是因為人類在思考的時候，是前額葉在作用，把手置於額頭可讓前額葉血流循環變好，活化前額葉功能，可以啟動理性開關，讓自己更容易放鬆。

圖
2-22

改善睡前習慣，啟動副交感神經的開關

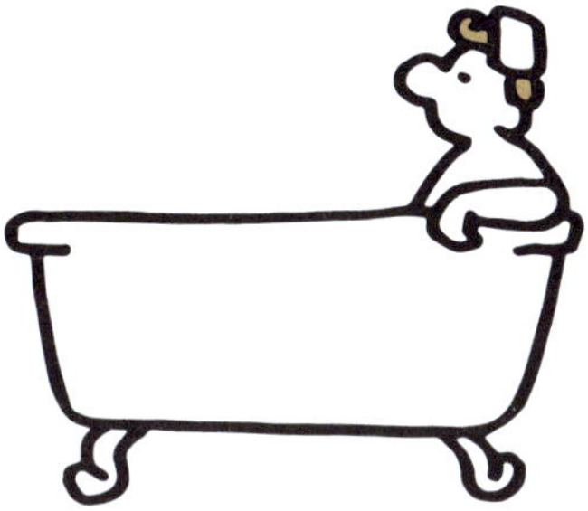

不只是沖澡，
更應該放鬆泡個澡

滑手機、看電視、打電腦等，
都會刺激交感神經，
睡前盡量不要做這些事。

提高睡前「一小時」的品質！

4

調整自律神經功能的睡眠習慣

⑤ 不要在假日補眠

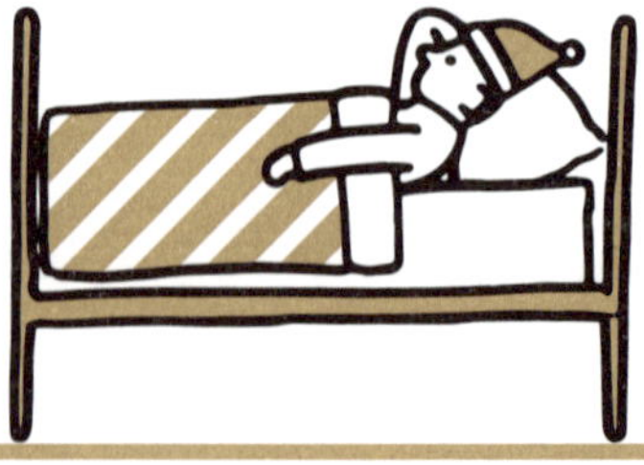

各位忙碌的上班族朋友，是否每逢假日就是睡到日上三竿才起床？或者因為隔天放假，今天晚上就通宵熬夜呢？

想調整生理時鐘的話，每天同一個時間起床是非常重要的步驟。

也許你會這麼想：「因為是假日，想睡晚一點。」不過，絕對不能睡過頭。如果是比平日起床時間還晚一個小時起床的話，不會打亂生理時鐘，但如果超過一個小時，就會大幅打亂生理時鐘。此外，假日時就算睡覺補眠，對於消除疲勞也毫無助益。

大家可能不知道，每天的睡眠時間固定在七個小時左右的話，生理時鐘不易打亂，而且可以消除疲勞。

根據美國及日本做過的睡眠調查，從調查時間開始的十年後死亡率，發現睡眠時間七個小時的人比每天低於七個小時的人還低。

你是否擁有優質睡眠呢？可以從入眠時間短、沒有中途清醒或清晨清醒、早上起床後覺得睡得很飽，疲勞全部消除等現象來做判斷。

優質睡眠就是副交感神經作用活絡之時，可以提升身體恢復能力，徹底消除疲勞。要調整自律神經功能，一定要擁有優質睡眠，讓自己擁有提升身體恢復能力、足以對抗各種症狀的自癒力。

圖
2-23

「假日補眠」NG！

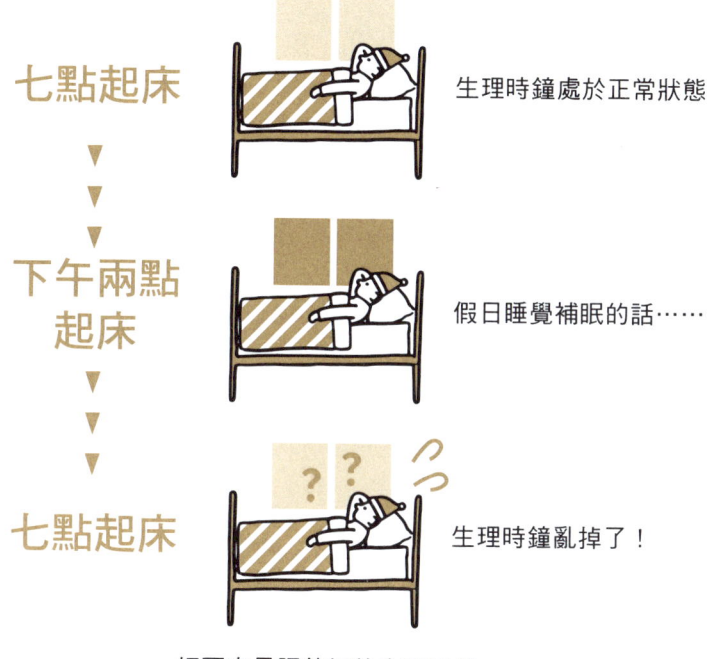

七點起床 —— 生理時鐘處於正常狀態

▼▼▼

下午兩點起床 —— 假日睡覺補眠的話……

▼▼▼

七點起床 —— 生理時鐘亂掉了！

好不容易調整好的生理時鐘，
卻因為補眠而漸漸崩潰……

↓

想調整自律神經功能，
要養成固定時間起床的習慣。

以睡足七個小時為基準，
養成好的生活習慣吧！

調整自律神經功能的睡眠習慣

總整理

改變你的休息方式吧！正確的休息方式並不是「覺得累才休息」，而是要有意識的計畫休息，養成良好的睡眠習慣及休息習慣，就可以培養出易於調整自律神經功能的體質。

每天要攝取色胺酸、維生素 B_6、碳水化合物等三種營養素，製造血清素，再將血清素轉換為褪黑激素，提升睡眠體質。

在朝陽下走路，可以活化血清素分泌能力，還能調整生理時鐘。假日補眠的行為會打亂生理時鐘，千萬不要有這個壞習慣，每天一定要在固定的時間起床。此外，改變睡前一小時的行為模式，轉換為能讓自己放鬆的行為模式，提升睡眠品質。

5個習慣

5

調整自律神經功能的思考習慣

感覺到壓力時，就切換大腦意識

到目前為止，我們都要改善可以改變行為習慣的「生理習慣」。接下來要傳授各位改善思考習慣的方法，也就是幫助各位消除自我意識下會導致自律神經失調的原因。

多數有自律神經失調症狀的人，總是承受著壓力，腦子一直在想事情。你是否也有

PART 2
調整自律神經的5個習慣

過這樣的經驗——突然發現自己滿腦子都在想工作的事或人際關係，把自己搞得壓力很大。

若是這樣，就改變思考方式，養成會想起「開心的事、喜歡的事、讓自己放鬆的事」的習慣。一旦大腦糾結在會讓自己有壓力的事時，用自我意識告誡自己「不要去想不好的事情」。平常也要多累積開心的事、喜歡的事、讓自己放鬆的事，讓思考模式轉向正面、樂觀、開朗的那一面。

雖然這麼說，各位可能會覺得沒辦法馬上就轉換心情，或者就算想了，也無法改變不開心的事造成的壓力，可是，這個思考習慣倒是真的有其根據。

因為有充分的理由，我才敢這麼說。這個理由就是——大腦對任何事情和想法都有反應，無法分辨是真實經驗還是單純想像。

當我們的大腦鮮明地想起歡樂的情景或讓自己放鬆的事，大腦會誤以為自己現在正在做這些事，因而產生快樂、愉悅的情緒。

開心、喜歡、放鬆是可以啟動副交感神經作用的狀態，所以，只要改變思考模式，就能把身體轉換至放鬆的狀態。

從「認知扭曲」延伸而來的擺脫壓力思考法

各位聽過「認知扭曲」（Cognitive Distortions）這個名詞嗎？

認知扭曲是壓力囤積者容易陷入的思維模式，這是美國精神科醫生大衛・柏恩思博士（Dr.David Burns）所提倡的新認知療法。將這個理論套在容易有壓力的現代人思維模式，可以分出兩種類型。

第一個類型是完美主義思維者，這種人沒有一百分絕不罷休，總是想著：「一定要做到滿意才行」。

第二個類型是負面思維者，這種人會把小失誤看成大失敗，覺得一切的努力白費，總是往壞的方面想，還會沒來由地相信自己的未來一定很糟糕。

有以上思維的職場人士，會比別人容易感到壓力。明明是同樣的事情，別人不會覺得有壓力，但是這些思維模式的人卻會感到沉重的壓力。

於是，不管做什麼事都會轉換為壓力，等於一直在啟動交感神經的開關，讓交感神經活絡運作。

因此，接下來會介紹配合職場情境的「思維轉換方法」。

① 放棄完美主義

認為萬事只有黑白之分或零分與一百分的差別，所有事情一定要黑白分明，否則就無法釋懷，這就是所謂的非黑即白思維模式。

在職場中，這種人自我期許甚高，覺得交待的事情一定要做到完美，贏得高評價才行，認為「不容許有絲毫差錯」。

此外，當上司下達的指示模糊不清或錯誤時，會非常憤怒，完全憑好惡在評論事情。

解決方法就是培養容許模糊空間存在的心態。

世上的事都有所謂的「灰色地帶」，沒有什麼事情真的黑白分明，如果能建立通融的空間，一定可以讓壓力大幅減低。

人本來就會改變想法，也會犯錯，所以不要太執著，與其勉強自己拿到一百分，可以輕輕鬆鬆就拿到九十分也不錯，所以試著改變思維模式吧！

②不要有壞事接二連三的想法

有這種思維模式的人，只要一旦發生一次不好的事，就會認為往後會壞事連連，或者只聽到一個批評，就認為所有人都不喜歡自己。

若是在職場中，這種人一週有六天都把事情做得很好，但只要有一天不順利，他會全盤推翻地認定：「我老是在失敗，看來我不可能升職加薪了。」會把一次的失敗擴大為每次都是這樣。

解決方法就是要客觀看待所有事物。

如果舉前面的例子來解說的話，請試著這樣轉念。一週時間有七天，六天事情做得好，等於七分之六是成功的，只有七分之一是失敗，失敗所占的比例是非常低的。只要轉念，認為一次的失敗只是偶發事件，並非常態，你就能冷靜看待事情，壓力自然也會減輕。

③不要放大不好的那一面

這種人看事情只會放大不好的、失敗的一面，完全忽略好的那一面，所以讓自己一直停留在負面思想中。

假設在職場，這種人的表現一直很好，只有一次鬧出一樁烏龍事件。這時候，他會一直在意烏龍事件引發的效應，擔心自己會不會因此被裁員。因為烏龍事件帶給他的衝擊太大，進而對這份工作有了不安全感，也對自己之後的決策產生懷疑。

因為他只看到不好的一面，且無限放大、延伸，解決方法就是要學習改變看待事物的觀點，即使有過挫折也不會減損你的實力。

不要在意一次的挫敗，更不要因為一次的挫敗而自我否定，看看自己的優點以及過往的優異表現，明明仍有那麼多的光明面可以看，為何要執著於一小點的黑呢？

④不要有負面意識

負面思考就是把正向經驗「負面化」，把好事想成壞事的思維模式。

如果你把成功想成「有什麼了不起，不過是狗屎運罷了」，你很可能就是具有負面意識的人。當你把成功視為偶然、無法真心肯定自己的話，就享受不到成功帶來的喜悅與開心。也就是說，你完全誤解成功的滋味。

然而，成功不是偶然，當你把好事歸結成壞事，便會產生擴散效應，不管做什麼事都不覺得順利，如果一直抱持這樣的負面思維，人也變得開心不起來，整個人死氣沉沉、毫無元氣。

如果工作順利、成功，你必須認定成功就是成功。而且，成功不是因為偶然或運氣好，是你努力的結果，務必從客觀角度來評論自己的成功。你要養成坦率表現喜悅的習慣，當事情有好的結果，就開懷一笑吧！

⑤不說沒有根據的結論

有的人明明沒有任何根據，卻總愛做出不好的預測。如果你有這樣的念頭，趕快轉念。

這種思維有兩種模式。第一種是對人的思維，也就是「過度解讀人心」。雖然不曉得對方想法如何，卻自己認為對方一定是這麼想的，自行解讀對方的行為意涵。

比方說，看到對方沉默不語，就認為對方一定在生氣；或者對方態度冷淡，就認為對方一定不喜歡自己。總之，太在意他人臉色的人就屬於這種人。

第二種是對事物的思維，也就是「悲觀主義」思維模式。這種人總是把結論引導至壞的方向。認為每件事都是不好的結果，譬如老是想：「我這輩子無法出人頭地了」、「我這輩子就是當職員的命」。

如果你是這兩種思維模式的人，要改變思考習慣，不要做出沒有根據的結論。既然是沒有根據，當然也可能是好的結論。與其自認結果不好而自尋煩惱，倒不如想像會有好結果，抱持希望而行動，後者的成功機率一定會更高，所以試著轉念吧！

⑥不要小題大作或看輕自己

這種思維模式的人會放大失敗或壞結果的嚴重性，縮小成功或好結果的影響力。

一旦有了這樣的思維，只要遇到微不足道的失誤，就會有嚴重的挫敗感，認為自己是個差勁的社會人，看輕自己，甚至會想要離職。

你要改變想法，小失誤就是微不足道的失敗，根本沒有什麼大不了的。

所謂失敗是成功之母，小失誤搞不好是大成功的基礎。失誤是一種行為結果。不斷接受挑戰，嘗過無數失敗經驗的人，他以後一定會更加謹慎小心，因此而獲得大成功的機率也會提高。

我也曾經是憂鬱症患者，我以成功克服憂鬱症的方法為根基，創立了這間整體院，也因此有機會幫助各位。成功就是成功，失敗就是失敗。好事就是好事，壞事就是壞事，你一定要以客觀態度來看待所有事物，不要先入為主地落入負面想法。

⑦不要感情用事

這種思維模式的人總是會把自我感情想成真有這麼一回事。

感到不安時↓「所以，我是個失敗者。」

心情低落時↓「所以，不要這樣下去比較好。」

你是否憑自我感覺來斷定世間事物的對與錯呢？因為時間不夠而陷於不安，就認為所有工作都會做不好——心有戚戚焉的人應該不少吧？

有時候就算你花了許多時間，也不見得最後都會成功。反而是雖然時間少，但是能準確做好事前準備的人比較容易成功；此外，成功的因素不是只有時間而已，時間以外的各種因素也會影響成功機率。

情緒和心情通常是瞬間發生的一種情感，不會持續很久，搞不好下一秒你會覺得很開心。當你心情不好時，趕快轉換心情，讓自己有好心情，或者去找能讓自己好心情的事情做。

譬如想著下班後要先去吃點好吃的東西再回家，或計畫下次的假日要去旅行，光是想這些事情就會很開心。所以當你不開心時，趕快讓自己去想些開心的事吧！

⑧捨棄「應當做」的思想

你是否常常在想：「應該做」、「不該做」、「一定要做」呢？

雖然沒有截止期，但是你卻一直認為一定要在何時完成，結果把自己逼到絕境，覺得壓力很大……你應該有過這樣的經驗吧？

這種思維模式不是只有自己受害，還會連累別人。

譬如，當你看著別人時，是不是有過「他應該要更努力」的想法，或是「他不該比自己還早下班」的想法呢？

每個人秉持的觀念和認知都不盡相同。搞不好在對方眼裡，他覺得你的觀念和認知是錯的呢！

如果你有這樣的思維，「上下游移」的思考模式可以有效改善。

首先是「上對下」的視線。

比方說，對自己認為「應該做」的事以非重要主題的心態來看待。這麼說好像很抽象，不容易懂，換句話說就是試著從斜上方投注你的視線。就好像跟小孩子相處時，你絕對不會跟他正面衝突，而是會以上看下（長輩看晚輩）的視線看待他，覺得他很可愛，自然地就會產生寬容之情，而不會是強制要求的心態。

相反地，當你要遵照對方說的話言聽計從，無法「拒絕」時，就試著以「下對上」的視線看待。雖然兩者的處理方法不同，但保證能讓你從「應該做」的使命感獲得解脫，不再強迫自己。

⑨不要貼標籤

每當不如意或失敗時，是否就會給自己貼上負面標籤呢？

就算這次不成功，下次可能就成功了。你要告訴自己，只要努力就一定能改變現況，盡量擺脫先入為主的負面想法。

⑩不需要凡事都跟自己扯上關係

有些人每當發生不好的事情時，雖然責任不在己，卻總是歸咎自己。

看到別人工作失敗，就認為是因為自己沒有出手幫忙，才害對方失敗，連別人的失敗也認為是自己的錯。可是，對於別人的事，你根本不需要責任心這麼重。

人本來就無法對他人產生百分百的影響力，所以，如果你認為是因為沒有伸出援手才導致對方失敗，這根本是不合理的思維，一定要擺脫這樣的想法。

調整自律神經功能的思考習慣

總整理

雖然改變行為習慣，就能改善「體質」，但是如果想要消弭導致自律神經失調的自我意志行為，一定要改變思維。

你是不是滿腦子都在想工作的事或人際關係，把自己搞到壓力很大？你會這樣是因為已經養成自尋煩惱、自尋壓力的思考習慣，趕快轉念，多想開心的事，就能擺脫夢魘。

戒斷完美主義思維。沒拿到一百分就不罷休，告訴自己只准成功，不准失敗，這樣的思維只會讓自己倍感壓力。此外，自律神經失調的人總是負面意識過剩，把微不足道的失敗想成嚴重的失敗。只要改變思維，生活就會變得輕鬆愉悅。請務必積極改變你的思考習慣。

把調整自律神經的習慣

加入每日行程裡的一日計畫

如果各位沒有確實實踐本書介紹的調整自律神經功能的五個習慣，一切都會變得毫無意義。可是，現代人真的非常忙碌，要求你馬上實踐，也許會覺得有點強人所難。因此，以下將為自律神經失調患者列舉具體的每日行程計畫範例。希望各位當作參考，為自己安排合適的行程計畫，讓自己天天健康。

輕微的憂鬱症症狀時

6:00 ～ 8:00	把早上起床時間訂在 8:00 之前
8:00 ～ 8:30	進行日光浴散步 建議曬 8:30 前的太陽
8:30 ～ 9:00	早餐
9:00 ～ 10:00	休息
10:00 ～ 11:00	伸展操 60 分鐘
11:00 ～ 12:00	休息
12:00 ～ 13:00	午餐
13:00 ～ 15:00	可安排日常行程
15:00 ～ 15:30	伸展操
15:30 ～ 16:30	走路 or 跑步
16:30 ～ 17:00	伸展操
17:00 ～ 18:00	沐浴 也可以設定為放鬆時間 重點是不要只沖澡，要好好泡個澡
18:00 ～ 19:00	晚餐
19:00 ～ 22:00	放鬆時間 也可以設定為沐浴時間 在睡前一小時結束沐浴，有助於熟睡
22:00 ～ 23:30	就寢

\ Plan /
1
改善憂鬱症（情緒障礙型）的生活型態案例

嚴重的憂鬱症症狀時

8:00 ～ 9:00	早餐 吃得下再吃
9:00 ～ 12:00	上午會覺得不適，是因為疲勞累積的關係，就睡覺休息（如果能醒著，可以做做伸展操或散步）
12:00 ～ 13:00	午餐 吃得下再吃
13:00 ～ 14:00	休息
14:00 ～ 15:00	伸展操 能力可及範圍
15:00 ～ 16:00	散步
16:00 ～ 18:00	晚餐
18:00 ～ 20:00	放鬆時間
20:00 ～ 21:00	沐浴
21:00 ～ 22:00	放鬆時間
22:00 ～ 23:00	就寢

＊擺脫嚴重症狀後， 就換成症狀輕微時的生活型態

13:00 ～ 15:00	工作中 每隔一小時做一次辦公室伸展操
15:00 ～ 15:10	休息 原本根據勞動基準法，如果你的主要工作是電腦作業的話，要一個小時休息一次
15:10 ～ 18:00	工作中 每隔一小時做一次辦公室伸展操
18:00	下班，走路到車站 快走
18:10	抵達車站，搭乘大眾交通運輸工具 坐著時：脖子不要下垂睡覺，不要翹腿。 站著時：不要單腳站立，不要肩背包包，用手抱包包。
19:00	抵達車站，步行回家 提醒自己要快走
19:20	到家
19:30	晚餐 例 五穀雜糧飯、味噌湯、薑燒豬肉、麻婆豆腐、泡菜、沙拉等 肉醬義大利麵、蔬菜湯、沙拉等 想喝酒的話，至少要在睡前兩小時喝完
20:30 ～ 21:00	放鬆時間
21:00 ～ 22:00	沐浴
22:00 ～ 23:00	放鬆時間
23:00 ～ 23:30	就寢

\ Plan /
2 改善自律神經失調的上班族生活型態案例

6:30	起床
7:00	早餐 例 五穀雜糧飯、味噌湯、煎魚、沙拉、納豆等 淋楓糖漿的無糖優格、沙拉、香蕉等 裸麥麵包或全麥麵包、沙拉、蔬菜湯、牛奶等 不喝咖啡或提神飲料等含有咖啡因的飲品
7:30	從家裡出發，步行至車站 提醒自己要快走
7:50	抵達車站，搭乘大眾交通運輸工具 坐著時：脖子不要下垂睡覺，不要翹腿。 站著時：不要單腳站立，不要肩背包包，用手抱包包。
8:40	抵達車站，步行到公司 提醒自己要快走
8:50	抵達公司
9:00 ～ 12:00	工作中 每隔一小時做一次辦公室伸展操
12:00 ～ 13:00	午餐與休息 例 盡量以清淡飲食為主（外食、便當也盡量選清淡飲食） 不要選擇單品餐點，最好選擇套餐 （尤其外食時，不要選擇高 GI 值食物） 不要點烏龍麵，換成蕎麥麵。如果想吃麵包，最好再搭配沙拉。

後記

我是日本第一位自律神經專科整體師，幫助許多人解決自律神經失調的問題。

我為什麼會從事這份工作呢？因為當我還是上班族時，曾因憂鬱症而離開職場，也帶給許多人麻煩。除了造成公司困擾，也連累家人，帶給他們許多煩惱與擔憂。

當時我的想法很悲觀，總是覺得如果自己不存在的話，所有的事都會變好，而且做任何事情都不順利，很想死。這樣的想法每天都在腦海中浮現。

即使是現在，也常常動不動就想起當時的事。如此討厭的經驗與記憶，深刻地印在腦海裡。

那時候的我總覺得大腦蒙上了一層迷霧，很不開心，每次要做決定，總要思量許久，遲遲無法做出決定。覺得世界就像一張黑白畫，我只看到黑與白，連以前喜歡的東西，都無法引起我的歡心。害怕跟人見面，每天都很憂慮。

儘管如此，我還是想擺脫憂鬱症，想活得生龍活虎。因為這份堅定的心意，我憑自己的力量成功克服了憂鬱症。雖然我是如本書所述，因為改變生活習慣而成功克服憂鬱症。可是，一開始我是毫無思緒，不曉得該如何做，只能硬著頭皮撥砍草叢，開闢出一條路。當時完全不知道該朝哪個目標前進，完全看不到隧道的出口，每天都是極度惶恐不安。

我想對像我一樣正在受苦的人伸出援手，對他們指引一條路，不要像我一樣吃這麼多苦，希望能夠竭盡所能幫助他們，所以我成立了「自律神經專科整體術——元氣整體院」。我堅信身體變好，心靈也會變健康，所以透過整體術來改善身心。

每個人都是獨立的個體，無人可以取代。對家人而言，父親、母親是無可取代的存在。對公司而言，員工是重要的存在。每個人都該盡自己的責任，努力生活、工作。

這樣的你一旦因身體不適而無法活動，當然會造成身邊人困擾，但最感困擾的人應該是你自己。

若因自律神經失調出現不適症狀，希望在症狀輕微，還可以活動前就加以改善。

要改變生活習慣或許並不容易。但是，為了你愛的家人，為了守護自己，是否要努力一下呢？

因為只有你自己才能夠守護自己。

請透過本書，讓自己獲得活力，擁有快樂幸福的人生。

每個人都有快樂幸福生活的權利。

我想幫助大家，早日擺脫痛苦的症狀，快點從苦海脫身。

聽到克服兩個字，大家應該會覺得很辛苦，不過，你並不是孤軍奮鬥，還有其他人也跟你一樣在努力。

我很清楚這份苦是無人能體會的，因為我經歷過，所以我完全理解。

在你承受痛苦時，請你想想有個人能跟你感同身受。我曾與憂鬱症孤軍奮鬥過，不過，你絕對不會是孤軍奮鬥。我衷心期判這本書能助您一臂之力。

此外，因本院治療而重獲健康的患者喜悅笑容，正是讓我能夠堅持下去的動力泉源。非常感謝各位如此地支持我。因為有家人、朋友、承辦人等各位的協助，才有整體院與本書的誕生。讓我在此向各位致上謝意。

今後我也期許自己更上一層樓，每天努力地向前邁進。

最後，向購買本書的讀者，致上真誠的謝意。我衷心祈願，大家都能活得健康開心，讓自律神經失調症狀從這個社會徹底消失。

優生活 290

70% 的人都有自律神經失調？！（經典暢銷版）

自律神經不自律，就是生活失控的開始！

作　　者／原田賢
譯　　者／黃瓊仙
主　　編／林巧涵
副 主 編／朱晏瑭
執行企劃／謝儀方
封面設計／初雨工作室
內頁排版／唯翔工作室、林曉涵

總編輯／梁芳春
董事長／趙政岷
出版者／時報文化出版企業股份有限公司
108019 台北市和平西路三段 240 號 7 樓
發行專線／（02）2306-6842
讀者服務專線／ 0800-231-705、（02）2304-7103
讀者服務傳真／（02）2304-6858
郵撥／ 1934-4724 時報文化出版公司
信箱／ 10899 臺北華江橋郵局第 99 信箱
時報悅讀網／ www.readingtimes.com.tw
電子郵件信箱／ books@readingtimes.com.tw
法律顧問／理律法律事務所　陳長文律師、李念祖律師
印　　刷／紘億印刷有限公司
初版一刷／ 2019 年 7 月 19 日
二版一刷／ 2025 年 7 月 18 日
定　　價／新台幣 320 元

ISBN 978-626-419-624-6 | Printed in Taiwan |

時報文化出版公司成立於一九七五年，並於一九九九年股票上櫃公開發行，
於二〇〇八年脫離中時集團非屬旺中，以「尊重智慧與創意的文化事業」為信念。

忙しいビジネスパーソンのための自律神経整え方 BOOK
ISOGASHII BUSINESS PERSON NO TAME NO JIRITSUSHINKEI TOTONOEKATA BOOK

Original Japanese edition published by Discover 21, Inc., Tokyo, Japan
Complex Chinese edition is published by arrangement with Discover 21, Inc.

70%的人都有自律神經失調?!/原田賢作；黃瓊仙譯. -- 二版. -- 臺北市：
時報文化出版企業股份有限公司, 2025.07
ISBN 978-626-419-624-6(平裝)　1.自主神經系統疾病 415.943　114008226